がん診療における対話力をみがく

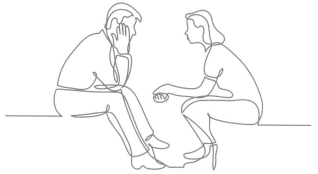

大坂 巌
社会医療法人石川記念会HITO病院
緩和ケア内科部長

中外医学社

プロローグ

　皆さんは，自分のコミュニケーションがどんなふうになったらよいと思いますか？　皆さんが考えるコミュニケーションが上手な人とは，どんな人でしょうか？

　私が考えるコミュニケーションが上手な人というのは，いつでも相手を心地よくさせられる，決して相手を傷つけない，わかりやすく話せる，どんな話題でも話ができる，穏やかに話ができる，場の雰囲気を読むことができる，相手の感情に上手に対応できる，相手がたくさん話したくなる，聞き上手である，心の琴線に触れることができる，相手が一番求めているものを察知することができる，そして，また会いたくなる人です．

　本書では，私がこれまでに知り得たコミュニケーションに関連するコンテンツをお伝えします．どこからでも読むことができますので，気になったところから開いてみてください．きっと何かのヒントがみつかると思います．

　Chapter 1 では医療におけるコミュニケーションの課題を，Chapter 2 ではコミュニケーションの原点を考えてみます．Chapter 3〜7 が本書のメインパートで，利用可能なあらゆる技を披露します．そして，Chapter 8 では仮想症例での対話を考えてみたいと思います．

　本書の大きな目的は，医学界のみならずビジネス，自己啓発，心理学，脳科学，コーチング，芸術などの世界中にある宝石のような知恵を紹介し，がん診療における対話というネックレスを拵える土台を提供することです．皆さんが気に入った宝石を選び，ご自分なりのネックレスを楽しみながら作っていただければと思います．

　2022 年 5 月

　　　　　　　　　　　　　　　　　　　　　　　　大坂　　巖

目　次

Chapter 5 技（アウトプット）をみがく 52

Chapter 6 技（インターバル）をみがく 63

Chapter 7 心をみがく 74

Chapter 8 実践編 103

Chapter 1

医療におけるコミュニケーションの課題と展望

本章のポイント

▶ コミュニケーションは医療の重要な要素であることを理解する

▶ 医療従事者と患者さんの認識にはギャップが生じうることを忘れない

▶ がん診療におけるコミュニケーションスキルを活用する

● 医師と患者さんの認識の違い

　医療現場におけるコミュニケーションの問題点を考えてみましょう．医師と患者さんのコミュニケーションに関する調査によると，医師の口から発せられる情報（病気，治療方法，薬剤など）は，医師が思っているほど患者さんには伝わっていないようです[1]．

　図1 は医師 104 名，病院などで診察を受けた患者さん 1,094 名を対象としたインターネットアンケートの結果です．病気や治療方法の情報を十分に提供していると思っている医師は 4〜5 割であるのに対して，十分に提供を受けていると思っている患者さんは 3 割にとどまりました．また診療時間に関しては，医師の 43％は十分に時間を設けていると思っているようですが，同じように感じていた患者さんは 4 人に 1 人と少数でした．

　コミュニケーションについてもう少しみてみましょう．図2 をみると，医師の半数は十分に対話をし，患者さんに共感を示していると思っているのですが，同じように感じている患者さんは 3 割程度です．最もギャップが大きかったのは雰囲気です．3 人に 2 人の医師は，患者さん

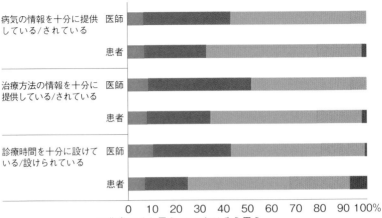

図1　医師-患者間のコミュニケーション

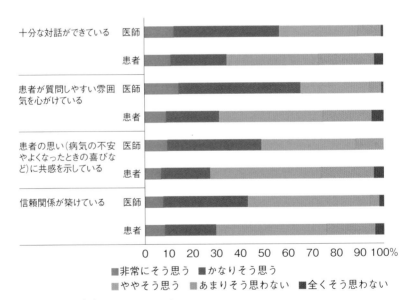

図2　医師-患者間のコミュニケーション

が質問しやすいような雰囲気を心がけているのですが，同じように感じている患者さんは 3 人に 1 人です．この調査は，医師，患者さんの背景もさまざまですので，あくまでも参考でしかないのですが，多くのヒン

トが含まれていると思います.

● コミュニケーションギャップ

この結果から，どのような臨床場面が思い浮かびますか？ 医師は患者さんに必要な医療情報を確実に伝えようと，時間もしっかり確保し，できるだけオープンな姿勢をとり，患者さんの気持ちにも配慮していると思っています. そして診察が終わったときに，伝えるべき情報は伝えられ，患者さんの話もしっかり聞き，まずまず満足できる診察であったと思うかもしれません.

一方，患者さんからは「言葉もていねいだし，きっといい先生なのだと思う」「ちょっとわからないことがあったのだけれども，忙しそうだったので聞けなかった」「初めての診察だけれども，何となくモヤモヤしたまま帰るしかないかな」，こんな声が聞こえてきませんか.

命がかかっているわけですから，医師も患者さんも真剣なはずです. 双方とも，少しでもよい医療を，よい信頼関係を，と願っていることは間違いないでしょう. しかしながら，このようなギャップが生じているのは大変残念なことです.

医師・患者間のコミュニケーションギャップは，日本だけの問題ではありません. 米国の内科医であり，医師と患者の関係性に造詣が深いダニエル・オーフリ医師は，『患者の話は医師にどう聞こえるのか』という著書の中で，「患者が言ったことと医師が聞いたことは，2つのまったく違う話であるかもしれない. 逆もまたしかりで，医師が言ったことと患者が聞いたことが根本的に違うということだってある」と，鋭い指摘をしています[2].

● 医療分野におけるコミュニケーション教育の課題

◎ 医学教育の盲点

20年以上前に私が受けた医学教育の中では，患者さんや家族との接し方，ほかの医療従事者との会話の仕方などの講義は一切ありませんでした. 研修医になった翌日から先輩医師の面談に同席し，病名・治療方

針・再発や転移・病状・DNAR*の方針などの説明や病理解剖のお願いなどの仕方を学びました．2年目からは見よう見まねで，患者さんやご家族からもお小言を頂戴しながら，自己流のコミュニケーションを模索してきました．振り返ってみると，お粗末なコミュニケーションしかできなかったことが思い出されます．もし，私が患者や家族の立場でしたら，当時の自分にきっとこう言ったと思います．

「主治医を変えてください」

もし，たった1人でもすばらしい先輩医師と出会うことができれば，その医師がロールモデルとなって自分の在り方を見つめ直すことはできるでしょう．しかし，それはごくまれなことです．私の場合，特定のメンターに巡り会うことはできませんでしたが，複数の医師からよい会話や姿勢を学んできました．

◎ 医療従事者は接遇の仕方に疎い

一般企業に就職する場合には，社会人としてのマナー（電話の応対，名刺交換，目上の人への接し方，敬語の使い方など）を入社後の研修で教えられるのではないでしょうか．しかしながら，少なくとも医師，看護師，薬剤師などは，そのようなマナーを教えられていません．私たちの多くは自分なりの癖が年輪となり，相手を不快にさせるような垢が染みついているのかもしれません．

◎ 医師のコミュニケーション能力がもたらすもの

医師のコミュニケーション能力が高いと，患者さんの問題をより正確に把握することができ，患者さんはより満足度の高い治療を受けることができます[3]．また，医師も仕事の満足度が高く，仕事のストレスが少ないといわれています．そのためにも，コミュニケーションスキルを学び，建設的なフィードバックを受ける必要性が指摘されています[3]．別の報告では，コミュニケーション能力が高い医師が担当すると，能力が低い医師が担当するよりも患者さんの治療に対するアドヒアランスが2

---

* Do Not Attempt Resuscitation（心肺蘇生を行わないこと）

表1	臨床実習開始前に必要とされるコミュニケーション能力

患者さんとの良好な（共感的）コミュニケーション
□患者さんと適切なアイコンタクトを保つ. 質問する時だけではなく, 患者さんの話を聴く時にも適切なアイコンタクトを保つ.
□患者さんに分かりやすい言葉で会話する.
□患者さんに対して適切な姿勢・態度で接する.
□話を聴いている時に, 患者さんにとって気になる動作をしない. 例えば, 時計を見る, ペンを回す, 頬杖をつくなどの動作に注意する.
□患者さんの状態にあった適切な声の大きさ, 話のスピード, 声の音調を保つ.
□積極的な傾聴を心がける. 冒頭以外でもできるだけ開放型質問を用いて患者さんが言いたいことを自由に話せるように配慮する.
□コミュニケーションを促すような言葉がけ・うなずき・あいづち・間の取り方を適切に使う.
□患者さんが話しやすい聴き方をする. 例えば, 患者さんの話を遮らない, 過剰なあいづちをしないなどに注意する.
□患者さんの言葉を繰り返したり, 適切に言い換えたりする.
□聴きながら, 必要があれば適宜メモをとる.
□患者さんの気持ちや患者さんのおかれた状況に共感していることを, 言葉と態度で患者さんに伝える. 言葉がけの内容に態度が伴わない場合は不適切である.
□患者さんの訴えや経過を患者さんの言葉を使って適切に要約する.
□患者さんの訴えや経過の要約に間違いがないかを確認する.

（公益社団法人医療系大学間共用試験実施評価機構. 診療参加型臨床実習に参加する学生に必要とされる技能と態度に関する学修（学習）・評価項目. 2021）

倍以上も良好でした[4].

◎ OSCE

　日本では, 医学部, 歯学部, 薬学部, 獣医学部などで臨床実習の能力を評価するための試験（objective structured clinical examination: OSCE）があります. その中では, 臨床実習前に医療面接を行うために必要なコミュニケーション能力として, 表1 のような項目があげられています. また臨床実習が終了し, OSCE の試験をパスした際には, 表2 のようなことが目標として掲げられています. いずれも重要なことがあげられており, このほかにマナーに関する項目なども網羅されています. 医療現場におけるコミュニケーションは以前より改善されているものと期待したいのですが, さまざまなところから医療従事者と患者さんやご家族との間で対話の軋轢が伝わってきます.

◎ 医療従事者に必要な対話教育

　ナラティヴ・アプローチの専門家である宮坂道夫先生は, **対話的実践**

表2 医師として求められるコミュニケーション能力

患者の心理・社会的背景を踏まえながら，患者及びその家族と良好な関係性を築き，意思決定を支援する.
□コミュニケーションを通じて良好な人間関係を築くことができる.
□患者・家族の話を傾聴し，共感することができる.
□患者と家族の精神的・身体的苦痛に十分配慮できる.
□患者に分かりやすい言葉で説明できる.
□患者の心理的及び社会的背景や自立した生活を送るための課題を把握し，抱える問題点を抽出・整理できる.
□患者のプライバシーに配慮できる.
□患者情報の守秘義務と患者等への情報提供の重要性を理解し，適切な取扱いができる.

(公益社団法人医療系大学間共用試験実施評価機構. 臨床研修開始時に必要とされる技能と態度に関する学修・評価項目. 2021)

を学ぶカリキュラムが日本の医療従事者養成課程にはほとんど存在しない，と述べています[5]．また，対話に専門性を認めない考え方は，日本の医学教育の弱点になっていることも指摘しています．診断能力を高めるOSCEから，対話力を高めるカリキュラムを発展的に考える時期にきているのではないでしょうか.

● がん診療におけるコミュニケーションの特徴

◎ がん診療ならではの難しさ

　　がん診療ならではのコミュニケーションの難しさというものは，どのようなものなのでしょうか．まず，がんは命を脅かす疾患であることです．治療の進歩により治癒や生存期間の延長に関しては改善してきていますが，がんと診断されることは恐怖や不安を引き起こします．したがって，ほかの医療に比べると医療従事者と患者さん・ご家族とのコミュニケーションが重要になると考えられています.

◎ 医療従事者にとっても負担が大きい

　　悪い知らせや再発・転移を伝えること，終末期特有のコミュニケーションなどは，腫瘍医，緩和ケア医，看護師，そのほかあらゆる職種にとって心理的な負担も伴います[6]．これは私の想像ですが，がん治療の進歩によってがんサバイバーが増加すると，腫瘍医が診療すべき患者さ

んの数は増える一方なのではないかと危惧しています．そうなると，1
人当たりにかけられる時間はさらに短縮せざるをえなくなり，冒頭のア
ンケート結果のように，診察時間における医師と患者さんの感覚の乖離
というものはさらに広がってしまうのではないでしょうか．

◎ がん患者さんが感じていること

　実際にはどのようなことが起きているのでしょうか．NPO法人 愛媛
がんサポートおれんじの会を主催されておられる松本陽子さんが，町な
かサロンでの相談について報告されています[7]．

　患者さんは，医療者とのコミュニケーションがうまくとれていないよ
うなのです．具体的には，「医療者の説明を理解できない」「うまく自分
の考えを伝えられない」「気分の落ち込みや漠然とした不安を主治医に
は言えない」「副作用や後遺症の辛さを訴えても十分にわかってもらえ
たと感じられない」などの悩みを抱えておられます．

　さらに，うまく伝わらないもどかしさを抱え，中には自分を責めて苦
しんでいる患者さんもいるようなのです．これらの相談は2018年度のも
のですので，つい最近の話です．私たちがすべきことは，わかりやすい
説明，患者さんの考えや気持ちを汲みあげ，つらさへの関心と理解を示
し，コミュニケーションをさらにみがくことです．

◎ がん患者さんにとっての手がかり

　国立がん研究センターのがん対策情報センターが編集した，がん患者
さん向けのガイドがあります[8]．非常にわかりやすく，ていねいに作成
されています．その中で，医療者とよい関係をつくるためのコツが紹介
されています．

　「はじめは聞きたいことを思うように聞けないかもしれません．焦ら
ずに，何回かにわたって対話を重ねていくことで，より聞きやすくなる
はずです」「日常の人間関係と同じように，担当医や担当看護師とも何
度か顔を合わせるうちに，お互いに人柄や考え方が次第にわかってき
て，自然に信頼関係が築かれていくはずです」と書かれています．

　私たちが積極的に患者さんの話を聴くことと，時間をかけて信頼関係

を構築していくことが強調されています.

◎ 言葉が有害になる

　　私たちの言葉は，無意識のうちに患者さんにとって有害なコミュニケーションとなるリスクをはらんでいます[9].患者さんの不満の多くは，コミュニケーション不足が原因であることも指摘されています.特に情報提供，予後を話し合う，意思決定，共感に関するコミュニケーションにおいて，有害となりうることがあるそうです[9].

● コミュニケーションスキル

◎ コミュニケーションの学び方

　　では，コミュニケーションをどのように学ぶことができるのでしょうか.**コミュニケーションスキルトレーニング**(communication skill train-ing: CST)に関するレビューでは，① **診察の構造化**，② **患者さんとの関係性の構築**，③ **状況に応じたスキル**などに大別されています[10].①では，話し合いの始め方，患者さんの理解を確認すること，共同意思決定などがあげられています.② には，患者さんをリラックスさせること，共感を示すこと，患者さんの希望や関心事を引き出すこと，感情に対応することなどの項目が含まれています.また ③ には，終末期や重症患者さんとの会話や，悪い知らせを伝えることなどの難しい内容がまとめられています.しかし，このレビューの結論では，各カリキュラムの構造や焦点がはっきりせず，標準化されていないことなどが指摘されています.

◎ 代表的なプログラムやツール

　　Chapter 3 でも詳しく説明しますが，代表的な CST や関連しそうなプロトコールやプログラムなどについて簡単にご紹介しましょう.**表3**に一覧表としてまとめています.

　　SOLER や **SURETY** については，Chapter 3 で詳しく解説しますが，姿勢や態度のポイントが明示されています.

表3 コミュニケーションに関連するツール

SOLER	SURETY	SPIKES	SHARE	REMAP	NURSE	GRACE
Squarely（真っ直ぐに）	Sit at an angle to the client（クライアントに対して斜めに座る）	Setting（環境設定）	Supportive environment（サポーティブな環境設定）	Reframe why the status quo isn't working（現状を維持することが困難な理由を再定義する）	Naming（命名）	Gathering our attention（注意を集める）
Open posture（オープンな姿勢）	Uncross legs and arms（脚や腕を組まない）	Perception（患者の認識の把握）	How to deliver the bad news（悪い知らせの伝え方）	Expect emotion & empathize（感情を予測し，共感する）	Understanding（理解）	Recalling our intention（意図を思い出す）
Lean toward the others（相手に向かって身体を傾ける）	Relax（リラックス）	Invitation（どこまで知りたいかの確認）	Additional information（付加的情報の提供）	Map the future（将来を描く）	Respecting（承認）	Attuning to self and then other（自らと調子を合わせ，それから相手と調子を合わせる）
Eye contact（アイコンタクト）	Eye contact（アイコンタクト）	Knowledge（情報共有）	Reassurance and Emotional support（安心感と情緒的サポート）	Align with the patient's values（患者の価値に合わせる）	Supporting（支持）	Considering what will serve（何が役立つか考える）
Relax（リラックス）	Touch（触れる）	Empathy（感情への対応）		Plan medical treatments that match patient values（患者の価値観に合った治療を計画する）	Exploring（探索）	Engaging and then ending the interaction（実行し，それから関わりを完了する）
	Your intuition（自分の直感）	Strategy & Summary（方針・要約）				

SPIKES は米国発祥のプロトコールであり，Setting（環境設定），Perception（患者の認識の把握），Invitation（どこまで知りたいかの確認），Knowledge（情報共有），Empathy（感情への対応），Strategy & Summary（方針・要約）が含まれています[11]．前述したスコーピングレビューでの**診察の構造化**は，この SPIKES と共通する部分が多いです．医療面接におけるしっかりとした枠組みと考えられます．

　国内では，がん診療の CST として **SHARE** プロトコールがあり，日本サイコオンコロジー学会が中心となって研修会が開催されてきました．**SHARE** とは，**S**upportive environment（サポーティブな環境設定），**H**ow to deliver the bad news（悪い知らせの伝え方），**A**dditional information（付加的情報の提供），**R**eassurance and **E**motional support（安心感と情緒的サポート）の各々の頭文字から SHARE と命名されています[12,13]．SHARE は，患者さんの意向を基に開発された点が特徴です．

　重度の疾患をもつ患者さんやご家族と難しい会話を行うための手がかりとして，**VitalTalk（バイタルトーク）**というコミュニケーション・アドバイスがあります[14,15]．その中には，悪い知らせを伝える（**GUIDE** tool），予後を話し合う（**ADAPT** tool），治療のゴールを話し合う（**REMAP** tool），感情に配慮する（**NURSE**）などのガイドが用意されています．この中で，**REMAP** は以下の 5 つのステップで構成されています．**R**eframe why the status quo isn't working（現状を維持することが困難な理由を再定義する），**E**xpect emotion & empathize（感情を予測し，共感する），**M**ap the future（将来を描く），**A**lign with the patient's values（患者の価値に合わせる），**P**lan medical treatments that match patient values（患者の価値観に合った治療を計画する）です[15]．感情や価値に重視されている点がユニークであると思います．

　また，**NURSE** は感情表出を促すスキルといわれており，**N**aming（命名），**U**nderstanding（理解），**R**especting（承認），**S**upporting（支持），**E**xploring（探索）と 5 つのスキルで構成されています[16]．

　GRACE は，共感や思いやりよりも高次の概念である**コンパッション**を育むためのプログラムです．コミュニケーションスキルをみがくためのものではありませんが，医療従事者の感情や共感を大切にしている本書では必要不可欠ですので取り上げました．Chapter 7 で詳しくご紹介します．

● CST の有効性

CST の効果は本当にあるのでしょうか．国内の研究では，患者さんの医師に対する信頼が高まり，抑うつが減りました[17]．一方，無作為化比較試験 17 件のレビューによると，CST は医療従事者の共感性を高め，患者さんの感情に配慮することなく事実のみを伝える可能性を減らすことができるということが明らかにされています[18]．一方で，CST は医療従事者が患者の懸念を引き出すこと，適切な情報を提供することには効果が乏しいようです．さらに，医療従事者の**燃え尽き症候群**や患者さんの不安や転帰に影響を与えるかどうかは不明のようです[18]．

● 医療におけるコミュニケーションの重要性

◎ 医療従事者がなすべきこと

医療従事者の役目は，患者さんを落ち着いた雰囲気の中に招き，伝えたいことを伝えられるように導き，言葉にできない思考・感情・unmet needs（満たされないニーズ）を察知し，感情に配慮し，受け止められるだけの情報をしっかりと伝え，信頼関係を構築することにまとめられます．

◎ よいコミュニケーションはよい医療に欠かせない

前述したダニエル・オーフリ医師は，医師と患者さんのやりとりは通り一遍の診察の会話などではなく，実は**最も重要な医療の要素**なのだと看破しています[2]．さらに，コミュニケーションの技術は道具箱に追加して選べる範囲を広くし，究極的には有用さを増すための道具セットである，とも述べています．すなわち，私たちが学べば学ぶほど，コミュニケーションにみがきがかかり，より深くより豊かな対話をすることができるようになると思います．技のみがき方については，Chapter 3 で詳しくご紹介します．

参考文献

1) NTT コムリサーチ. 医師と患者のコミュニケーションに関する調査. https://research.nttcoms.com/database/data/002097/［最終アクセス日：2022 年 6 月 7 日］

2) ダニエル・オーフリ. 原井宏明, 勝田さよ, 訳. 患者の話は医師にどう聞こえるのか 診察室のすれちがいを科学する. 東京：みすず書房；2020.

3) Maguire P, Pitceathly C. Key communication skills and how to acquire them. BMJ. 2002; 325: 697-700.

4) Zolnierek KBH, DiMatteo MR. Physician communication and patient adherence to treatment: a meta-analysis. Med Care. 2009; 47: 826-34.

5) 宮坂道夫. 対話と承認のケア ナラティブが生み出す世界. 東京：医学書院；2020.

6) がん医療におけるコミュニケーション（PDQ®）がん情報サイト　https://cancerinfo.tri-kobe.org/summary/detail_view?pdqID=CDR0000618162&lang=ja［最終アクセス日：2022 年 6 月 7 日］

7) 松本陽子. 当事者の視点によるコミュニケーションが目指すもの―愛媛での取り組みを通して―. 医療と社会. 2020; 30: 67-75.

8) 国立がん研究センターがん対策情報センター. がんになったら手にとるガイド 普及新版. 2013. https://ganjoho.jp/public/qa_links/book/public/pdf/0_all.pdf［最終アクセス日：2022 年 6 月 7 日］

9) Westendorp J, Evers AWM, Stouthard JML, et al. Mind your words: oncologists' communication that potentially harms patients with advanced cancer: a survey on patient perspectives. Cancer. 2022; 128: 1133-40.

10) Tan XH, Foo MA, Lim SLH, et al. Teaching and assessing communication skills in the postgraduate medical setting: a systematic scoping review. BMC Med Educ. 2021; 21: 483.

11) Baile WF, Buckman R, Lenzi R, et al. SPIKES—a six-step protocol for delivering bad news: application to the patient with cancer. Oncologist. 2000; 5: 302-11.

12) Fujimori M, Akechi T, Akizuki N, et al. Good communication with patients receiving bad news about cancer in Japan. Psychooncology. 2005; 14: 1043-51.

13) Fujimori M, Akechi T, Morita T, et al. Preferences of cancer patients regarding the disclosure of bad news. Psychooncology. 2007; 16: 573-81.

14) VITAL talk. https://www.vitaltalk.org/［最終アクセス日：2022 年 6 月 7 日］

15) 湯浅美鈴. VitalTalk（バイタルトーク）―重度の疾患をもつ患者とのコミュニケーションを極める. 緩和ケア. 2020; 30: 285-9.

16) 日本がん看護学会, 国立がん研究センター東病院看護部. がん看護実践ガイド 患者の感情表出を促す NURSE を用いたコミュニケーションスキル. 東京：医学書院；2015.

17) Fujimori M, Shirai Y, Asai M, et al. Effect of communication skills training program for oncologists based on patient preferences for communication when receiving bad news: a randomized controlled trial. J Clin Oncol. 2014; 32: 2166-72.

18) Moore PM, Rivera S, Bravo-Soto GA, et al. Communication skills training for healthcare professionals working with people who have cancer. Cochrane Database Syst Rev 2018; 7: CD003751.

Chapter 2

コミュニケーションとは何か

▶ コミュニケーションの成り立ちを理解する

▶ メラビアンの法則の真意を知る

▶ コミュニケーションは学問よりも道であることを意識する

"人間が生きるために不可欠なものは「水，空気，食物，そしてコミュニケーション」"

―マジェリー・スワンソン（生物学者）

（日野原重明『老いに成熟する』[1]より）

● 語源

コミュニケーションとは，そもそもどのようなものなのでしょうか．コミュニケーション（communication）の語源は，ラテン語の communicare（共有する），communis（共通したもの）あるいは共有物（common）といわれています．

広辞苑によると，コミュニケーションとは，① 社会生活を営む人間の間で行う知覚・感情・思考の伝達．言語・記号その他視覚・聴覚に訴える各種のものを媒介とする，② 動物個体間での，身振りや音声・匂いなどによる情報の伝達，③ 細胞間の物質の伝達または移動，などを意味します．

● コミュニケーションの種類

コミュニケーションは主に，conversation（会話），dialogue（対話），

discussion（議論）の 3 つに分けられます．

◎ Conversation

特定の目的や結論のないおしゃべりであって，生活上必要な情報を得たり，人との良好な関係を作るのに欠かせないものです．Chatting（おしゃべり）などもこの中に含まれると思われます．

◎ Dialogue

特定のテーマについて，きちんと向かい合って話し合うことであって，2 人とは限りません．また，勝ち負けはなく，新たな創造につながる話し合いです．医療現場でのコミュニケーションの多くは，この dialogue に相当します．Dialogue はギリシア語の **dialogos** が語源です．**Logos** は「言葉」ですが，**dia** は「〜を通して」という意味です．英語では dialogue ですが，米語では dialog です．本書では，dialogue を用います．

デヴィッド・ボームは，「対話は二人の間だけでなく，何人の間でも可能なものなのだ．対話の精神が存在すれば，一人でも自分自身と対話できる．この語源から，人々の間を通って流れている『意味の流れ』という映像やイメージが生まれてくる」と，述べています[2]．したがって，医師や看護師からの一方的な説明はダイアローグではなく，モノローグになってしまいます．モノローグは，他者を受動的な存在としてみなすことになるとも考えられます[3]．

◎ Discussion

どちらの意見が正しいかを競うものであり，勝ち負けがあります．この **cussion** というのは，**打楽器**（percussion）や **脳震盪**（concussion）と語源が同じで，物事を壊す，という意味があります．学術論文では考察に相当しますし，パネルディスカッションなどのように議論や討議をする際に用いられます．医療における discussion は患者さんとの間ではなく，同僚との間で行われることが多いと思います．

JCOPY 498-02290

　多くの方は，メラビアンの法則をご存じだと思います．コミュニケーションにおける言語の役割は7%にすぎず，非言語の部分が大切であると教わったことはないでしょうか．私も，つい最近までそのように認識していました．しかしメラビアンの真意は，言語的メッセージと非言語的メッセージに一貫性がないときに，人が手がかりにしているのは ver-bal（7%），vocal（38%），facial（55%）の割合であったということです[4]．これは，**7-38-55 ルール**ともよばれています．

　この法則を，さらに深く考えてみます．言語的メッセージと非言語的メッセージに乖離があるということは，患者さんから**本心とは異なる言葉**が発せられる可能性があるということです．さらに私たちもまた，**思っていたことと違うように受け止められてしまう危険性**があるということです．

　では，どのようにすればよいのでしょうか．自分と相手の言葉，声，顔や表情にも注意を向けていること，最近の言葉では**マインドフル**でいることが大切なのではないでしょうか．患者さんに「大丈夫」と説明するときに，ムスッとした顔よりは笑顔で伝えたほうがはるかにメッセージ性は強調されるはずです．また，患者さんの語りに**違和感**があった場合には，それを疎かにせず原因を探ってみることが必要です．

● 言霊

　メラビアンの法則から学べることは，もう1つあります．日本では，古来から言葉は**言霊**といわれてきました．言霊は，verbal と vocal の両者が含まれています．神道の祝詞，仏教のお経，念仏，マントラなどは独特の言い回しがあります．言葉の意味がわからなくても，畏敬の念を抱かざるをえない気持ちになるのではないでしょうか．

　春日大社の宮司であり医師でもあった葉室頼昭さんは，大祓詞を唱えるときに意味を考えることよりも音に注意しなさいと言っています[5]．日本語の五十音には，**あは開く，いは命**というように一音一音に意味が込められています．まさに，言霊を大切にしなさいというメッセージな

のだと思います．言葉を発するときの声や音などそのものの中にも，その人の考え，思い，気持ちが含まれているはずです．

● コミュニケーションの本質は VUCA

VUCA という言葉を最近よく耳にします．元々は，米国で軍事用語として生まれたようですが，2010 年ぐらいからビジネス界で汎用されるようになってきました．Volatility（変動性），Uncertainty（不確実性），Complexity（複雑性），Ambiguity（曖昧性）からなる用語です．しかし，どうでしょう．医療において，コミュニケーションは最も VUCA なものではないでしょうか．であるからこそ難しく，さまざまな軋轢を生じる源にもなりうるのだと思います．

コミュニケーションは，言語学・心理学・脳科学・行動経済学・解剖学・生理学・哲学・人間学などの複合的学問であると，私は考えています．しかし，単なる学問体系の範疇にとどまらず，やはり実践を伴っていなければ意味がありませんので，コミュニケーション学や対話学というよりも**コミュニケーション道**や**対話道**というほうが適切でしょう．日々の実践，周囲からのフィードバックによる振り返り，改善という取り組みがコミュニケーションをみがいていきます．次章から，コミュニケーションの中でも対話力のみがき方を体・技・心の順に考えてみたいと思います．

● 対話力をみがく

Chapter 3〜7 にかけて対話において大切なことを体，技，心の順で解説します．体では，態度，行動，場や環境に関することを考えます．技は最もボリュームが多いところですので，観察することや聴くことの技をインプット，話すことや伝えることの技をアウトプット，そして，その合間の技をインターバルとして考えてみます．最後の心では，感情に関することを考えてみたいと思います．

ところで，「みがく」という言葉には，**磨く**（能力を広げる），**研く**（能力を高める），**琢く**（能力向上のために努力する）という 3 つの漢字があります．常用漢字では磨くですが，本書ではすべての意味を込めてあえ

JCOPY 498-02290

てひらがな表記としました.

参考文献
1) 日野原重明. 老いに成熟する. 東京: 春秋社; 1997.
2) デヴィッド・ボーム, ピーター・M・センゲ. 金井真弓, 訳. ダイアローグ 対立から共生へ, 議論から対話へ. 東京: 英治出版; 2007.
3) 斎藤 環. オープンダイアローグとは何か. 東京: 医学書院; 2015.
4) Mehrabian A. "Silent Messages" —A Wealth of Information About Nonverbal Communication (Body Language). http://www.kaaj.com/psych/smorder.html [最終アクセス日: 2022 年 6 月 7 日]
5) 葉室頼昭. ＜神道＞のこころ. 東京: 春秋社; 1997.

Chapter 3

体をみがく

▶ からだとていを整える
▶ Touch を効果的に用いる
▶ パーソナルスペースを意識する

"もし私が木を切りたおすのに 8 時間与えられたら，斧を研ぐのに 6 時間かけるだろう."

―エイブラハム・リンカーン

● コミュニケーションにおける体

ここでの体には，からだとていの両方の意味が含まれています．対話の前に必要な準備ともいえます．Chapter 1 で述べた SPIKES での setting（環境設定）や SHARE の supportive environment（サポーティブな環境設定）に相当します．

● からだ

からだは，何といっても身だしなみと表情です．清潔感や笑顔の大切さは，どこの医療機関でも大切にされていると思います．看護師には髪の長さ，ピアス，化粧など細々としたルールがあるようなのですが，医師にはあまりないことが不思議です．髪，髭，服装，履き物などに，ある程度のルールがあってもよいのではないでしょうか．

私たちが時間もお金もかけずに今すぐできること，それは笑顔です．

本当の笑顔は，口角があがってから，頬があがり，目がほほえむという順番です[1]．目にも頬にも口元や顎にも，人の感情が現れます．実は，顔というのは発生学的に非常に特殊な器官です．顔面の発生には外胚葉，中胚葉，内胚葉のすべてが関与します．そのために，顔面の表情筋で誤魔化そうとしても，腹（内臓）など自分の意思ではコントロールできない思いが平滑筋により表出してしまうのでしょう．顔面は**内臓頭蓋**ともいわれています．

COVID-19 感染症のため，マスクの着用が必須となりました．表情が伝わりにくい面もありますが，マスク越しでも笑顔は伝えられます．目元だけでも笑顔を表現できるように，意識してみてはいかがでしょうか．

● てい

ていは，外からみた**ありさま**，**ようす**，**態**です．**所作**（しわざ，ふるまい，身のこなし）といってもよいでしょう．千利休が提唱した**和敬清寂**という考え方はとても参考になります．

和は「なごやか，やわらぐ，整える」ですので，安心感を与えリラックスできる雰囲気でしょうか．リラックスは後述する SOLER やSURETY にも含まれています．

敬は「うやまう，つつしむ」ですから，細やかな心づかいで患者さんをうやまい，自分自身をつつしむことです．

清は「飾らない，清らかな美しさ」です．身も心も場も清らかなことです．さきほどの身だしなみもそうですが，診察室，病室，面談室などが雑然としていて清潔感がないのは困りものです．

寂は「すなおに，目立たず，自然にさびたる，古びて味わいのある枯淡の境地のもとで深い安らぎを感じる」ことだそうです．

ちなみに，**所作**には別の意味もあります．仏教には，**身・口・意**（しんくい）の三業（さんごう）という考え方があります[2]．身（行動）・口（話す言葉）・意（心，意識）のそれぞれの業（行為，造作）があるのですが，この三業を能作というのに対して，その発動した結果の動作・行為を所作というそうです．仏教では，身・口・意が一致することが大切であるとされていますが，特に口業には慎重でありたいものです．

すばらしい手術をされ，常に手技の向上を目指しているのだけれど
も，口が悪い外科医というのは身・口・意が一致していません．メスで
体は治せても，口で相手の心に傷を負わせてしまうのはとても残念なこ
とです．

● うなずき

うなずきがコミュニケーションにおいて重要であることは，かなり以
前から指摘されています．コンピューターグラフィックスを利用した実
験でも，うなずく人の顔に対する印象は，静止したままや首振りの顔に
比べて近づきやすい印象が30〜40％も上昇するそうです[3]．うなずきの
仕方，タイミングや頻度は，人や状況によってさまざまかもしれません．

私は，3種類のうなずきを使い分けています．1つはごく普通のうなず
きで，相手の視線を外さずに首を縦に小さく振ります．ここでは，「聴い
ていますよ」「わかりました」というメッセージを送っています．2つ目
は視線はあえて外し，あごが首に近づくように深くうなずくやり方で
す．相手の話に深く同意しているときや，感情を込める場合に用います．
最後の3つ目ですが，視線は合わせたままで両眼はやや開き気味になり，
あごを前に出すようにするうなずきです．これは驚きや感嘆の感情を
伴っていて，相手に対するリスペクトの思いがあるときによく使ってい
る気がします．

患者さん以外でも誰かと話をしているとき，その人のうなずき方をよ
く観察してみるのも面白いと思います．さらに鏡をみながら，どのよう
なうなずきが好印象を与えるのか探求してみるとよいでしょう．

● SOLER

非言語的コミュニケーションに関して重要なことをまとめたSOLER
というものがあります[4,5]．Squarely（相手に対して真っ直ぐ），Open
posture（オープンな姿勢），Lean toward the others（相手に向かって
身体を傾ける），Eye contact（アイコンタクト），Relax（リラックス）
の5つです．私たちの姿勢や態度で注意するとよいことがあげられてい
ます．いずれも簡単なことですが，習慣化できるまで細かくチェックし

JCOPY 498-02290

てみるのはいかがでしょうか.

● SURETY

　この **SOLER** をさらに発展させたものが, **SURETY** です[5]. Sit at an angle to the client（クライアントに対して斜めに座る）, **U**ncross legs and arms（脚や腕を組まない）, **R**elax（リラックス）, **E**ye contact（アイコンタクト）, **T**ouch（触れる）, **Y**our intuition（自分の直感）の6つです. SOLER では相手に対して真っ直ぐでしたが, SURETY では斜めにという点が異なります. 診察室の場合は 90°〜180° ぐらいの角度になると思いますが, いろいろと試してみてはいかがでしょうか.

　この SURETY は看護教育の雑誌でとりあげられていますが, 最後の直感は SOLER と大きく異なります. うまく説明できないけれども何となく, という感覚を覚えたことはないでしょうか. この直感を重要視している点がユニークなところです. 直感については, 後ほど考えてみたいと思います.

◎ 触れることの力

　Touch は診察, ケア, リハビリなどの際, 患者さんに直接触れることです. 医師にとって touch とは, 会話中に触れることと触診の2つが含まれます.

　触診といえば, こんなことがありました. 60 歳代の女性で, 肺がん術後の方でした. 術後の胸部痛が続いており, もしかしたら再発ではないのかと外来受診のたびに担当医に質問をしていたそうです. 医師の説明はいつも「手術の痛みなので, 心配はいらない」でした.

　ところが, その後に局所再発が生じたのです. 再発した腫瘍は胸壁浸潤をしており, 強い胸部痛のために入院になりました. 私は緩和ケアチームの医師として, レジデントの医師, 看護師, 薬剤師と一緒に病室へ伺ったのですが, 患者さんはもの凄い剣幕で担当医に対する怒りと悔し涙を露わにされました. その時の言葉は,「再発したことは仕方がない. でも, 痛いと言っているときに, せめて身体を触ってほしかった」でした.

PET-CT など高精度の画像診断が確立している現代では，触診が軽視されているようなことはないでしょうか．患者さんからすれば，身体に触れられることで，みてもらえているという安心感があるはずです．当時のレジデントは消化器外科医でしたが，「そういえば，自分も術後の患者さんの触診を疎かにしていたかもしれない」と，反省していました．立派な緩和ケア医になった今でも，その患者さんのことが忘れられないそうです．

◎ 手の温もり

Touch には，さらに大きな意味があります．つらい話を聞いたとき，落ち込んだとき，誰かにさりげなく背中から支えられると，温もりと安らぎを得ることがあります．

私にもこんな経験があります．以前，下咽頭の右側に持続する痛みを自覚しました．仕事柄どうしても悪いシナリオを考えやすく，下咽頭がんかもしれないと心配になりました．

そこで，同僚の頭頸科医師に診察をしてもらうことになったのです．ファイバースコープは昔よりも細い径なので軽い違和感だけだったのですが，画面上に自分の咽頭が映し出されたときにはかなり緊張しました．もし，がんがみつかったらどうしようと思いました．

その時です，診察についていた看護師が背中に手をあててくれました．温もりが背中から全身にまで染みわたり，一瞬にして緊張がほどけたのです．患者側の立場で不安を抱いたときには，人の手の温もりがこんなにも有難いものであったのかと改めて気づきました．Touch は医療面接や診察において重要な役割を果たしていることは間違いありません．

● パーソナルスペースを意識する

私たちは，他人と接する際に許容できる距離があり，これは**パーソナルスペース**とよばれています．元々はエドワード・ホールが提唱したプロクセミクス（proxemics）という考え方がもとになっています[6]．

人と人との距離を，① 密接距離（0〜45 cm：ごく親しい人に許される空間），② 個体距離（45〜120 cm：手を伸ばせば触れられる距離），③ 社

JCOPY 498-02290

会距離（1.2〜3.5 m：容易に会話ができる距離），④ 公共距離（3.5 m 以上：講演会などで演者と聴衆の距離）の 4 つに大別すると，パーソナルスペースは ② に該当します．

◎ 診察室でのパーソナルスペース

　　私たちが診察や身体的なケアをする場合には密接距離になり，外来診察室などで対話をする場合には個体距離になるでしょう．ここで大切なことは，パーソナルスペースは個人，民族，文化によっても異なるということです[7,8]．

　　外来であれば，患者さんの座る椅子は予め用意されています．聴診などがしやすいように，医師に近い位置に置かれているのではないでしょうか．もしかしたら，患者さんは自分のパーソナルスペースが侵害されていると感じることがあるかもしれません．

　　また，対面する角度も自分では選べない可能性もあります．おそらくは初診の時と，長く通院している患者さんとの心理的距離感は全く異なるでしょうから，患者さんごとにパーソナルスペースを微調整したほうがよいと思います．診察中などで，患者さんが落ちつかない様子を察した場合には，距離や角度を変えてみてください．私は，患者さんごとに椅子の位置，高さをこまめに変えるように心がけています．

◎ ベッドサイドでのパーソナルスペース

　　一方，ベッドサイドではどうでしょうか．病室という空間は決して広くはありませんし，個室であるとも限りません．患者さんと目線を合わせることの大切さを教えられたことがあると思いますが，ベッドサイドで臥床している患者さんと目の高さを合わせようとすると，椅子に座るか床の上にしゃがみ込む姿勢になります．一般的には正しいのでしょうが，中には急に近くに寄ってくることを嫌がる患者さんもいます．信頼関係が構築されるまでは，様子をみながら距離や目線の高さを少しずつ変えていくほうがよいでしょう．

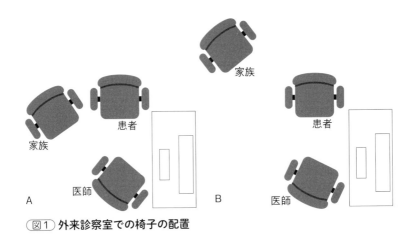

図1 外来診察室での椅子の配置

◎ パーソナルスペースの重要さ

コミュニケーションスキルの多くは言葉に焦点をあてていますが，患者さんと私たちが安心して過ごせるために，パーソナルスペースをより意識する必要性も指摘されています[8]．さらに，パーソナルスペースというのは物理的距離のみに限りません．心理的距離にもパーソナルスペースはあります．初対面の人に，「年収いくら稼いでいるの？」「恋人いるの？」「家の職業は何？」などと聞かれたら，きっと興ざめしてしまうのではないでしょうか．

● 椅子の配置を変える

外来診療では，患者さんとご家族が一緒に来られることが多いです．その際，椅子の配置も工夫しています．一般的には，患者さんと家族が横に並ぶように椅子を配置することが多いのではないでしょうか 図1A．

私のオススメは 図1B です．私の外来には，がんが進行している患者さんや心身ともに弱っておられる患者さんが受診されます．一緒に暮らしていても，患者さんとご家族との間で考えていることや気持ちを分かち合えていないケースをよくみかけます．椅子が並列になっている

JCOPY 498-02290

と，ご家族への遠慮もあってか，患者さんの本音が出てこないのです．その逆で，ご家族が患者さんに遠慮していることも多々あります．

◎ 患者と家族の思いを立体的に把握する

そこで，(図1B)のようにすると，患者さんの表情はご家族にはみえませんので，うっすらと涙が出たり，深刻な顔や怪訝そうな表情が浮かんでくることがあるのです．もちろん，その逆もあります．患者さんは落ち着いて話をしている後ろで，配偶者が涙ぐむことも少なくありません．また認知症の患者さんの場合には，一生懸命話をしてくださるのですが，後ろで家族が「違う違う」と首や手を横に振る場面も多いです．もっとも，画像情報や検査結果を説明する場合には，モニターに近いところで見ていただく必要があるので必然的に(図1A)にならざるをえません．

外来診察の場合，患者さんとご家族を別々に招き入れることは不自然なのですが，このように椅子の配置を少し変えるだけでも，双方の思いを立体的に把握することができます．視線を変えることなく，患者さんの肩越しにご家族の表情を伺うことがポイントです．

本来であれば，患者さんとご家族がお互いの考えや気持ちを普段から分かち合えていればよいのですが，なかなかそうはいかないようです．お互いを気遣うあまりに，わかっているはずとか，気づかないふりをしてがんを背負った旅を続けているような気がします．そのことを否定するつもりはありませんが，表面化されないそれぞれの思いに配慮することも重要であると思います．患者さんとご家族の間に橋を架けることも，私たちの大切な役割なのではないでしょうか．

参考文献
1）吉田正美．みんなから愛され，成功する！ ハイクラスな人のコミュニケーションのルール．東京：秀和システム；2020．
2）水野弘元．仏教要語の基礎知識．東京：春秋社；2006．
3）Osugi T, Kawahara JI. Effects of head nodding and shaking motions on perceptions of likeability and approachability. Perception. 2018; 47: 16-29.
4）アンソニー・バック，ロバート・アーノルド，ジェームス・タルスキー．植村健司，訳．米国緩和ケア医に学ぶ医療コミュニケーションの極意．東京：中外医学社；2018．

5) Stickley T. From SOLER to SURETY for effective non-verbal communication. Nurse Educ Pract. 2011; 11: 395-8.

6) エドワード・T・ホール. 日高敏隆, 佐藤信行, 訳. かくれた次元. 東京: みすず書房; 1970.

7) Roger DB, Schalekamp EE. Body-buffer zone and violence: a cross-cultural study. J Soc Psychol. 1976; 98: 153-8.

8) Kneebone R. Personal space. Lancet. 2019; 393: 2291.

JCOPY 498-02290

Chapter

4

技（インプット）をみがく

本章の
ポイント

▶ 観察力をみがく

▶ 患者さんの周囲にも関心を示す

▶ 声なき声に耳を傾ける

"君は見ているだけで，観察をしていない．
　見ることと観察することはまるきり違うのだよ．"

—シャーロック・ホームズ

（アーサー・コナンドイル「ボヘミアの醜聞」より）

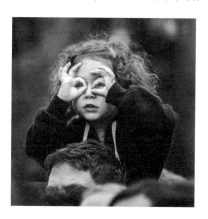

　コミュニケーションの際に利用する入力（インプット）の器官は眼，
耳，口，体であり，出力（アウトプット）の器官は眼，顔，口，体でしょ
うか．本章では，まずインプットについて考えます．

◎ 観察力

　私は，よいコミュニケーションのために最も大切なものは**観察力**であると考えています．プロゴルファーはコースや芝の状況はもちろんですが，風や温度など環境の変化に敏感なはずです．太鼓の演奏者は，気温，湿度，ホールの広さ，音の反響具合，観客の数などで，革の張り具合を微調整しているそうです．

　私たちも，患者さんも，その時の体調や気持ちにより，発する言葉や考えることも変わってきます．よいコミュニケーションを行うためには，**自分の状態**と**相手の状態**の双方に常に敏感でなければなりません．このことは，コミュニケーションに関する多くの書籍や前述したコミュニケーションスキルにもあまり説明されていません．病気の原因や身体の状態が明確でなければ適切な治療ができないのと同じように，患者さんやご家族の気持ちや考え方を十分に観察できなければ，良好なコミュニケーションは難しいのではないでしょうか．

◎ 対話しながら観察する

　問題は，コミュニケーションを開始する前に十分な情報を得ることができない点です．対話をしながら同時に観察するというハイレベルなことが求められます．では，何を観察すればよいのでしょうか．一般的なこととして患者さんやご家族の姿勢，表情や動作などです．特に表情は目元，口元，眉間，顎の位置，顔色などを確認します．表情には感情や意思が現れることは，ご存じでしょう．

◎ 瞳は語っている

　目は，いろいろな見方があります．誰かと話をしているときに，目の輝きというか，活きのよさみたいなものを感じることはないでしょうか．うまく表現できないのですが，エネルギーに充ちていると言い換えることができるのかもしれません．例えば，小さな子どもが夢中になって遊んでいるときは，瞳がキラキラして見えませんか？　子どもたちの目の中にそのような輝きがあること，そして，その輝きを感じとる素直

JCOPY 498-02290

な眼を忘れていませんか？

　多くの患者さんは，その対極にあります．私は患者さんの目から感じられるエネルギーによって，自分の姿勢や話し方を変えるようにしています．皆さんも試しに，話をしている人の瞳の中を覗いてみてはいかがでしょうか．

◎ 私たちの視線や表情も語っている

　ここで忘れてならないことは，私たちの視線も患者さんに非言語的メッセージを送っているということです．もしかしたら，患者さんは皆さんの目の曇りでよくない知らせを受け取っているのかもしれません．自分の表情，姿勢，視線がどう映っているのかを意識する必要があります．

◎ 観察力は高めることができる

　顕微鏡や望遠鏡を初めて覗いたとき，ピントを合わせることがうまくできなかった経験はないでしょうか．慣れるに従って，瞬時に見たいものを探し出すことができたはずです．同じように，私たちが観察力をみがくことで相手の心情の機微を的確に感じとることができます．センサーは眼，耳，口，鼻，皮膚などの五感に相当しますが，特に重要な眼と耳を中心に**観察力のみがき方**について詳しくみていきましょう．

● 代表システム（representational system）

　代表システムあるいは優位感覚という言葉をご存じでしょうか．私たちは外界の事象を認識するために五感（視覚，聴覚，触覚，嗅覚，味覚）を用いていますが，コミュニケーションの際には主に**視覚（visual），聴覚（auditory），身体感覚（kinesthetic）**のいずれかのシステムを優先的に用いて情報を得ているといわれています[1~3]．3つをまとめてVAKと称します．これは，**神経言語プログラミング（neuro-linguistic programming: NLP）**という心理療法，心理学の分野で提唱されています．コミュニケーション，ビジネス，教育など，さまざまな分野に応用されています[1,2]．おそらく，医療現場でのコミュニケーションにも応用できる

と思います.

　代表システムは個人によって異なります. 簡単なテストで見分けられますので，Web サイトで試してみてはいかがでしょうか[3]. 視覚優位の人は絵や図などを示すと理解しやすく，聴覚優位の人は話を聴いて理解します. 一方，身体感覚優位の人は身体を使った学びや触覚を手がかりにする傾向があるようです.

◎ メラビアンの法則と代表システム

　　皆さんの話をすぐにわかってくれる人と，なかなかわかってもらえない人がいるのではないでしょうか. どうやら，この代表システムの違いがコミュニケーションにも影響しているらしいのです. 私は代表システムを知ったときに，もしかしたらメラビアンの法則の被検者は，このシステムが異なっていた可能性もあるのではないかと考えました. もし，被験者を VAK ごとに分けて追試をしたら，7-38-55 ルールは違う結果になるのかもしれません. もっとも私が考えつくぐらいですから，きっとほかのどなたかが調べておられるとは思います.

◎ VAK を臨床に活かす

　　この考え方は臨床現場でも活用できます. 患者さんやご家族が VAK のどのタイプかわかれば，私たちは質問や情報提供の仕方を変えることによって，よりよいコミュニケーションを実現できるかもしれません. 例えば視覚優位の患者さんには，画像や検査データを示しながら説明するとよいでしょう. 聴覚優位であれば，わかりやすい言葉で伝えるほうがよいかもしれません. また身体感覚優位であれば，病気のある辺りを体表から直接触れて説明し，患者さんに身体を動かしてもらうなどの工夫ができると思います. もし説明中にどうもしっくりこないという感じがしたときには，試してみてはいかがでしょうか. 大切なことは，ものごとの理解しやすさには個人差があるということです.

◎ 知覚チャンネル

　　代表システムをさらに細分化したものが，LAB プロファイルの知覚

チャンネルです．LAB プロファイルというのは，人の考え方・性質・行動などを14のカテゴリーで分析し，その人のパターンに合わせて最も影響を与えやすい言葉を届けるという技法です[4]．カテゴリーの1つに，私たちが物事を納得するときの知覚チャンネルというものがあります．

　代表システムは VAK の3タイプでしたが，知覚チャンネルでは**視覚**（visual），**聴覚**（auditory），**読解**（read），**体感覚**（kinesthetic）の4タイプに分けられています．代表システムの V を視覚型（製品やサービス，アイデアを見る必要がある）と，読解型（書かれたものを読む必要がある）に分けているところが特徴です．仕事という状況下においては視覚型55%，聴覚型30%，読解型3%，体感覚型12%であるといわれています．もし患者さんが読解型ならば，画像よりも画像診断のレポートを読んで理解されることでしょう．

● アイ・アクセシング・キュー

　アイ・アクセシング・キュー（接近の手がかり）は，先ほどの NLP で利用されています．眼球の動きと私たちの思考には，関連性があることが神経学的に確認されています[1]．したがって，患者さんの目の動きをよく見ていると，その時に何を考えているのかをある程度推測することができます．

　これは，先ほどの代表システムとも関連性があるといわれています．(図1) をご覧ください．右利きの場合ですが，自分の左側は過去，右側は未来です．図では，向かって左側が未来，右側が過去になります．画像情報をイメージするとき（視覚を利用するとき）は，眼球は上方へ移動します．したがって，「昨日は何をしていましたか？」と質問されると左上を見ることが多く，「今度の休みはどこに行くのですか？」と聞かれると右上を見ることが多くなります．

　飛ぶ鳥を落とす勢いの棋士藤井聡太さんは，対局中には右上を見上げて長考することがあったのですが，インタビューで局面を振り返っているときには左上を見上げていることがありました．

　一方，音情報をイメージするとき（聴覚を利用するとき）は左右に，身体を意識するときは下方に視線を向けることが多いそうです．このよ

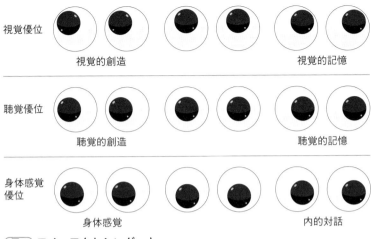

視覚優位　　　視覚的創造　　　　　　　　　視覚的記憶

聴覚優位　　　聴覚的創造　　　　　　　　　聴覚的記憶

身体感覚
優位　　　　　身体感覚　　　　　　　　　　内的対話

図1　アイ・アクセシング・キュー

うに，視線がどこにあるかを確認しながら話をすると，患者さんが考え
ていることや感じていることの手がかりを見つけやすくなります．左利
きの人は反対になるので注意が必要です．

● 身に付けているもの，持ち物に気づく

　　　外来であれば衣服，履き物，アクセサリー，持ち物などにも，実は多
　くのメッセージが込められています．例えば仲のよい夫婦であれば，同
　系色の衣服を着ていることがあります．またセンスのある方は，帽子，
　衣服，靴から杖までコーディネートしていることがあります．特に女性
　では，髪型や化粧も大きな観察ポイントです．通院中の患者さんの髪型
　や化粧がいつもと異なっている場合には，心身の変化があるのかもしれ
　ません．さりげなく，「最近，何か変わったことはありませんか？」と，
　訊いてみることをおすすめします．

◎ 服装や持ち物に関心を示す

　　　初診であれば，場を和ませるために，服装や装飾品についてさりげな
　くポジティブなコメントをするのでもいいでしょう．また，つらい話が
　終わって診察室から退室される直前に，服装や持ち物についてコメント

するだけでも，気持ちが楽になって出ていかれることもあります．状況に応じて，使い分けることができる小技です．ポイントは始めではなく，最後に声をかけることです．

◎ 病室に置いてあるものに気を配る

　入院中であれば，在りし日の写真，家族の写真，自分の趣味に関するもの，好きなものなど，さまざまなものが並べられていることがあります．特に写真やアルバムなどが置いてあったときには，良好な関係を築くチャンスです．元気で最も輝いていた頃の患者さんの姿に興味を抱いて，話をしてみるとよいと思います．

◎ 本人の魅力をわかってほしい

　以前，70歳代の女性の患者さんが入院されていました．ほとんど会話ができない状態でしたが，ある日病室に行くと，頭の近くに古い白黒の写真が飾られていました．往年の女優さんのような表情をして，自信に満ちた女性が写っていました．キーパーソンであった姉が飾られたことは察しがつきました．

　この写真が飾られていた意味は何でしょうか．私は2つのことを考えました．1つは，本人に楽しかった時代を思い出してほしいということ．もう1つは，私たち医療従事者に対して「この人，昔はこんなに美人で，こんなにすばらしい人だったんですよ」というように，最も輝いていた時代の本人像を知ってほしかったのだと思います．身の回りにあるものには何らかの理由があり，メッセージが込められているかもしれないという目で見ると，臨床に彩りが添えられることでしょう．

◎ 家は多くを物語る

　その点，在宅はもっと面白いです．門構え，庭，玄関，応接間，患者さんのベッドが置かれている部屋，神棚，仏壇に至るまで，すべてがその人の歴史を訴えかけてきます．絵画や写真が飾られていたら，本人にも尋ねてみるとよいことがあります．自作のものであれば，なおさらです．自分の趣味や大切にしてきたことに対して，他人が興味や関心を示

してくれることを嫌う人はほとんどいないと思います.

　四国はお遍路さん文化があるので，弘法大師の御影，納経軸，額装された御影（ご本尊が描かれた札）などをよく目にします．ご本人が八十八箇所を廻られたという方が多いので，当時のことを聞いてみると次から次へと話が湧いてきます．そのことを想定して，私も車遍路を2巡してみました．「35番の清瀧寺（きよたきじ）は，車で行くのが大変ですよね」などの話をすると，仲間意識がとても高まりました.

● 診察室では本音はみえない

　私の経験では，外来診察室に入ってくるときよりも，待合室で待っているときのほうが患者さんの真の姿が現れているような気がします．体調不良，苦痛な症状，不安そうな表情を，私たちに遠慮して見せないようにされる患者さんが多いようです.

　このような時には，診察室に招き入れる前に自分から扉やカーテンを開けて待合室に出てみましょう．もしかしたら，診察室に入る前の不安でつらそうな顔をしている患者さんが腰かけているかもしれません.

● 聴く力をみがく

> "多くの人が，話上手だから人との関係は得意だと思っている．
> 　対人関係のポイントが聞く力にあることを知らない."

(P. F. ドラッカー『ドラッカー名著集4 非営利組織の経営』[5]より)

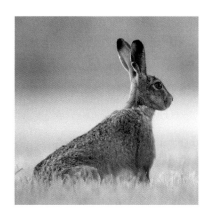

JCOPY 498-02290

コミュニケーションに関する多くの書籍には，話すことよりも**聴くことのほうが大切**と書かれています．2020年，2021年と2年連続でビジネス書年間ランキング1位，2021年の総合年間ランキング第1位を獲得した永松茂久さんのベストセラー『人は話し方が9割』という本があります[6]．コミュニケーションに関して，非常にわかりやすく解説されています．

この本の中に，**話し方は「聴き方が9割」**という章があるのです．ということは，人は8割1分が聴き方で**決まる**ということになります．私たちは，ついつい説明すること，話すことに力点をおいてしまいます．限られた時間の中で，いかに正確な情報を適切に提供するかを優先しがちです．しかし，患者さん・ご家族がいま何を考えて，どのような気持ちでいるのかを知ることのほうが重要なのかもしれません．

◎ きくということ

コミュニケーションに関連する「きく」には3種類の漢字があります．聞く，聴く，そして訊くです．**聞く**は一般的に用いられ，うわさを聞く，話し声を聞く，物音を聞く，聞き入る，などのように用いられます．一方で，**聴く**は注意深く（身を入れて），あるいは進んで耳を傾けることで，音楽・講義・国民の声などを聴くときに用いられます．聴くには，耳と目と心で聴く，十四の心で聴く，旁（つくり）が徳と同じなので徳をもって耳を傾けるなど，さまざまな解釈もあるようです．**訊く**は問うことであって，尋ねると同じ意味になります．

話をきくことなど，今さら練習する必要などないのではないかと思われる方も多いことでしょう．しかし，内科医のダニエル・オーフリは，「患者の話を聞くことは，医師が身につける必要のある医療技術の中で一番簡単だと思われがちだが，特に上手に聞きたいと思うなら，実は**困難きわまりない技術**の一つだ」と，断言しています[7]．ここからは，聴くことを中心に考えてみたいと思います．

● 音声メッセージ

メラビアンの法則の38%に相当する音声メッセージ（vocal）です．

言葉以外にどのような内容を聴きとることができるでしょうか. 実は多くの情報が含まれており, 7つに分けられます. 大きさ, 速さ, 強調, 高さ, 発音, アクセント, 力強さ, 間と沈黙です[8].

　声の大きさ, 話す速さ, 高い声や低い声などはわかりやすいと思います. 強調というのは, 特定のフレーズや言葉を強めて話をしていないかどうかです. アクセントは, なまりや特定の社会階層を表すアクセントなどです. 力強さは, 自信に満ちた話し方あるいは弱々しい話し方の違いです. 間と沈黙に関しては, 後ほど詳しく説明します.

● Active listening（積極的傾聴）

　心理学者のカール・ロジャーズは, active listening として聴く側の3要素を提唱しています[9].

1. **共感的理解**（empathy, empathic understanding）

　相手の話を, 相手の立場に立って, 相手の気持ちに共感しながら理解しようとする.

2. **無条件の肯定的関心**（unconditional positive regard）

　相手の話を善悪の評価, 好き嫌いの評価を入れずに聴く. 相手の話を否定せず, なぜそのように考えるようになったのか, その背景に肯定的な関心をもって聴く. そのことによって, 話し手は安心して話ができる.

3. **自己一致**（congruence）

　聴き手が相手に対しても, 自分に対しても真摯な態度で, 話がわかりにくいときはわかりにくいことを伝え, 真意を確認する. わからないことをそのままにしておくことは, 自己一致に反する.

　この中で, 気持ち, 共感, 関心, 安心など感情や心に関する言葉が含まれているのは興味深いことです.

　ロジャーズは, active listening をしている状況をこう描写していたそうです.「聞こえてくるのは, 相手の言葉, 考え, 感情, その人にとっての意味, さらに話し手の**無意識下にある意味**も聞こえてくる」[8]. まさに達人の境地です. このレベルまで到達するには相当のトレーニングが必要でしょう. しかし, 意識を少し向けるだけで, 実は言語と音声にはか

JCOPY 498-02290

なりのメッセージが込められていることに気づくことができます.

◎ 聴く力をみがく教材

　　聴く力を高めるための教材は，ラジオやスマートフォンアプリの Clubhouse，Spotify，Voicy などがあります．Clubhouse は，進行役（モデレーター）とスピーカーがアドリブで話を繰り広げます．内容は玉石混交ですが，テーマを決めて対談やインタビューを行っているルームもあります.

　　耳からの情報でも，話し手が何を考えてどのような気持ちで発言しているか，聴き手はどのような思いで聴いているのか，などと意識しながら聴くと，多くのことに気がつきます．言葉や音声には，驚くほど多くの情報が含まれていることをきっとおわかりいただけると思います.

● 聴くときの見方

　　患者さんの話を聴いているときに，皆さんはどの位置にいるのかを意識したことがありますか．家，病院，診察室，ベッドサイドという物理的な空間や距離のことではありません.

◎ 4つの見方

　　私たちが対話しているときに，実は4つの見方が存在しています．① あなたについてのあなたの見方，② あなたについての私の見方，③ 私についてのあなたの見方，④ 私についての私の見方です[8]．① と ④ は内側からの見方なので内的観点，② と ③ は外側からの見方なので外的観点とよびます．あえて付け加えるのであれば，私と相手の両方を少し離れて横や上からみているもう1人の存在があります．このことは後ほど説明します.

◎ 相手の立場で聴く

　　相手の立場に立って考える，あるいは寄り添うという言葉をよく耳にしますが，簡単なことではありません．物事や出来事に対する私たちの見方は，人によってさまざまです.

がんと診断されても，受け止め方は患者さんによってかなり差があります．対話をしている人同士が，相手の考えや気持ちを容易に理解することは本来，難しいことであると思います．真に寄り添うということは，**あなたについてのあなたの見方**にまで到達して初めて達成されるのではないでしょうか．ネルソン・ジョーンズ先生の言葉を借りれば，**相手の皮膚の中に入り込み，相手の目を通して世界を見る能力**が要求されることです[8]．

　例えば，数年にわたってがん治療を継続してきた患者さんがいたとします．外的観点で話をすると，「がんとの闘いは長期戦ですね」で終わってしまいます．これが，内的観点では，「この数年間，ずっとつらい思いをしてきたのですね」「仕事も家事も続けながら，本当によく治療をしてこられたのですね」などという表現に変わります．

　人はそれぞれ見方が異なります．同じ花をみても，私と皆さんでは感じ方が異なります．悪性新生物という疾病（disease）とみるか，がんという病（illness）とみるかは，医療従事者と患者さんの間でも異なります．

● 両耳の働きは同じではない

　私たちの耳は異なる機能をもっているらしいのです．右利きの人の場合，右耳は情報を深く，速く理解するのに役立ち（右耳優位性），左耳は話の情緒面を認識したり音楽や自然の音を味わうのに有用（左耳優位性）なのだそうです[10]．

　ということは，患者さんから情報を得たい場合には患者さんの左側に座って右耳で話を聴き，気持ちのことを深く聴きたい場合には患者さんの右側に座って左耳で聴くとよいのかもしれません．ぜひ，ご家族やご友人との間でも，姿勢や顔の向きを変えて左右の耳を使い分けてみてはいかがでしょうか．

JCOPY 498-02290

◎ よく聴く

　　よく**聴く**とは，相手の頭と心の中で何が起きているのかをわかろうとすること．そして，**あなたを気にかけているよ**と行動で示すことです[10]．この行動で示すことは重要です．相手の言葉だけを表面的に受けとるだけでは，十分ではありません．また，聴いてもらうだけで反応がなければ，話し手は満足できないことでしょう．

◎ 私たちの行動

　　私たちが示すことのできる行動とは，どのようなものがあるでしょうか．うなずく，あいづちを打つ，表情やジェスチャーで反応する，呼吸を変える，視線を変える，などいろいろと考えられますが，もう1つ大切なことがあります．それは，言葉で返すこと（フィードバック）です．このことは，Chapter 5 で説明します．

◎ 聴くことはあらゆる行為と連動している

　　ここまでくると，コミュニケーションにおける**聴く**という行為は決して独立したものではないということにお気づきでしょう．聴きながら，考え，呼吸をし，相手をみつめ，言葉を発するという非常に高度な作業を私たちは行っています．会話中にほかのことが気になったり，次にこれを質問しよう，これを言おうなどと考えているときには，きっと相手の話を正しく聴いていません．

◎ 簡単な実験

　　では，うなずいて，視線を合わせて，あいづちを打って，相手の言っていることをオウム返ししていれば，聴いたことになるのでしょうか．身近な人と試してみてください．話し手にはわからないようにして，反応を示すことだけを意識しながら聴いてみましょう．その次に言葉，考え，思いをしっかりと受け止めようと思いながら話を聴いてみましょ

う．終わったら，話し手にどちらの聴き方がよかったのかを訊ねてみてください．きっと，後者のほうが喜ばれたのではないでしょうか．

◎ 好奇心をもって聴く

この実験が示しているのは，単純なことですが，よい聴き方の秘訣です．もうおわかりでしょう．そう，**好奇心や関心**をもって聴くことが一番大切です．好奇心をもつということは，どういうことでしょう．2つあります．1つは，相手に好意を抱いていることです．もう1つは，相手がもっている情報が自分にとって有益な場合です．

人を好きになることは容易なことではないでしょうから，苦手だなと思った相手に対してでも何か一点でも好奇心や関心を抱いて，話を聴いてみるとよいのではないでしょうか．きっと相手の話し方も変わってくるはずです．

◎ 聴いているときに考えていること

皆さんは，患者さんの話を聴いているときに何を考えていますか？

私が患者さんの話を聴きながら考えていることは，「何を考えているのだろうか？」「何を感じているのだろうか？」「何と言ってほしいのだろうか？」「この場で，最も響く言葉は何であろうか？」などです．ここまでお話ししてきたことと少し矛盾しています．うまく説明することが難しいのですが，どうやら私は**メタ認知***を使っているみたいなのです．外来診察室で話をしている自分を後ろや横からみている**もう一人の自分**がいるような感覚です．相手の話を聴きながら考えるときには，この感覚が必要な気がします．メタ認知については，後ほど考えてみたいと思います．

● きいてもらえた，わかってもらえたという感覚

皆さんは誰かと話をしていて，わかってもらえた，きいてもらえたと

---

* 自分の認知活動を客観的にとらえること．自分が考える・感じる・記憶する・判断することなどを認識すること．

JCOPY 498-02290

感じた経験はありますか？　それは，どんな時であったのでしょうか？

　精神的あるいは実存的な苦悩（例えばスピリチュアルペインなど）を抱えたがん患者さんにとっても，「よくきいてくれる」「わかってもらえた」と感じられることはとても重要であることが明らかにされています[11]．

　私たちは話すことに慣れている職業人です．いかに効率よく，的確に情報提供をするかが重要視されています．情報だけを求めておられる患者さんには，それで十分なのかもしれません．しかし，心身に負担を感じているがん患者さんは，情報提供の前に自分のことを聴いてほしいと願っておられるはずです．

● 声にならない声を聴く

　禅の公案に**隻手の声**というものがあります．「両手を同時に叩けばパチンと音がしますが，片手だけで叩いたらどんな音がしますか？」という謎かけです．正しい答えはわかりませんが，音にならない音を聴け，声にならない声を聴け，というようなことの比喩ではないでしょうか．文章の行間を読むというのに等しいと思います．

　言語化できない考えや思い，本人が気づいてさえいない感情を聴くということは生半可な姿勢ではできません．これは，評論家の若松英輔さんの詩です[12]．

天耳（てんに）

啼（な）く鳥の　声に慣れた
わたしの耳は
音も立てずに　哭（な）く人たちの
声にならない声を
聞きとれて　いるだろうか

波の動きで　海を確かめる
わたしの目は

4

技（インプット）をみがく

誰もいない場所で　ひとり
ひざをかかえ　呻く者たちの姿を
見過ごさずに　いるのだろうか

（若松英輔『弱さのちから』[12]より）

◎ 呻き声をきく

　　若松さんは，**声にすらならない呻き声（うめきごえ）**を聴くことの大
切さを訴えています．私たちは，患者さんたちの**呻き声**をどこまで聴き
とれているのでしょうか．どうやったら，聴くことができるのでしょう
か．鍵となるのは言葉の内容，話し方，声のトーン，表情，ジェス
チャー，姿勢のすべてが一致していなかったときに感じる違和感をじっ
くりと観察し，蔑ろにしないということです．まさにメラビアンの法則
に戻ることになります．皆さんの目の前にいる患者さん・ご家族は，本
当に言いたいことを言えているでしょうか？　ご自身でも気がついてい
ない深い感情はないでしょうか？　声にもならない声を聴くことができ
る人になりたいものですね．

● 話が終わらない場合にどうするか

◎ ケイチョウは金？

　　傾聴といえば，私には忘れられない経験があります．乳がんでご高齢
の女性患者さんでした．本人は認知機能低下もあり，自分の意思では物
事を決められないような高齢女性でした．他院で治療を受けてきたので
すが，キーパーソンである長女さんが治療方法に納得できず，セカンド
オピニオンということで紹介されてきました．乳がんの治療科でおよそ
2時間，ほとんど娘さんが延々と話をしていたとの情報がありました．

　　当時**ケイチョウ**を覚えたての私は，しっかり聴かなければと思ってひ
たすら聴くことに徹しました．話のほとんどは前医への恨み辛みです．
それも同じことを何度も何度も繰り返していました．ですが，相手の言
葉を遮るのはよくないと思い，ひたすら**ケイチョウ**を続けたのです．な
んと2時間，娘さんは話し続けられました．患者さん本人の診察はしま

JCOPY 498-02290

したが，ご本人からのお話は全く聞けなかったのです．

◎ ケイチョウがいつでも金というわけではない

　　看護師，心理士が同席していてくれましたが，診察が終わった後で心理士に尋ねました．「あの状態では，話を切れないよね？」と．ところが，心理士からの答えはあっさりしていました．「切らなきゃダメですよ」「だって，ほかの患者さんの診察もできないでしょ．それに，話の内容は堂々巡りをしていましたよね」と，叱られてしまいました．

　　今振り返ってみると，自分の未熟さが恥ずかしいです．ちなみにその患者さんと長女さんは，私の診察の後で整形外科を受診し，そこでも2時間話し続けたそうです．結局，計6時間ですから，物凄いエネルギーの持ち主ですね．改めて考えてみると，長女さんが本当に伝えたかったことを誰も聴けていなかったと思います．本当に伝えたかったことは，母親のことを心底心配していたが，医療従事者が理解してくれなかったことだったのかもしれません．

◎ 長い話への終止符

　　皆さんは，この娘さんへの対応をどのようにされますか？　いろいろな返答の仕方があると思います．「それはさっき聞きました」「わかりました．まず，診察と検査をしましょう」「そうでしたか，それは心配ですね」「お気持ちはよくわかりますよ」などは考えられるでしょうか．

　　ほかに何かよい方法はないのでしょうか．元 ANA のキャビンアテンダントであった加藤アカネさんは，**長い話を不快にさせずに終わらせる技**をお持ちです[13]．ファーストクラスを利用される VIP の方々は，長いお話をされる方々が多いそうです．

> 　気分を害さずに，話を終えてもらう方法はたったひとつ．少しでも早く「オチ」にたどりつくことです．とくにお話好きの方の場合，話にはオチがあります．そのオチを言いたいからこそ，そこに行くまでのストーリーを長々と話してしまうのです．
> （中略）

そこで,「オチに近づける質問」をすることで, 話を早送りするのです.
相手が一番言いたいことを予測して, それを引き出すような質問さえでき
れば, 話のオチまでの時間を一気に短縮することができます.
　ゴルフの話題であれば,「ついに最高スコアが出ましたか?」
　おいしいレストランの話であれば,「味だけではなくサービスもすばら
しかったのですか?」
　お孫さんの話題であれば,「成長を感じると, うれしくなりますね」

(加藤アカネ『ANA の VIP 担当者に代々伝わる　言いにくいことを言わずに相手を動かす魔法の
伝え方』[13)より)

◎ 話を繰り返す患者さん・ご家族への対応

　先ほどの娘さんの例で考えると, どうなるでしょうか. 正解はないと
思いますが, 大切なことは相手を不快にせず, 最も伝えたいことを理解
し, 理解したことを相手に伝えることでしょう. 今の私であったら, こ
んな風に話をするかもしれません.
　(娘さんに向かって)
　「いろいろとお話しくださって, ありがとうございます」
　「お母様のことを大切に思っておられるお気持ちが, よぉーくわかり
ました (大きくうなずきながら)」
　(母親のほうを向いて)
　「すばらしい娘さんをおもちで, 本当に幸せですね」
　「いろいろと心配でしょうが, 少し私のほうからお話を伺ってもよろ
しいでしょうか」
　ここからはインタビュー形式に切り替えます. マイクは私が握るよう
にします. 質問形式にすれば, 話の重複を避けられるからです. もし話
の流れが違う方向に向き始めたら,「今は, ○○についてお話を進めてい
きたいと思います」「お話の途中ですが, お話を巻き戻して○○につい
て一緒に考えてくださいませんか」などのように流れを引き戻すことも
大切です.

　私たちは，患者さん・ご家族が話しやすいように心理的な安全と空間に配慮する必要があります[8]．安全と空間の質，量が満たされていないと，患者さん・ご家族は話しにくいばかりでなく，自分自身の内的な声を聴くことができなくなってしまいます．ネルソン・ジョーンズ先生は，以下の禁止事項をあげています．

① 指図したり，先導したりする
相手が何について話すか，その内容をコントロールすること．

② 判断したり，評価したりする
判断を下すようなことを言うこと．特に自分の立場から見て，話し手に欠点があることを示そうとすること．

③ 非難する
相手を指さすようなやり方で責任を相手のせいにすること．

④ 攻撃する
相手をけなしたり苦痛を与えたりすることを言うこと．

⑤ 道徳的なことを言ったり，お説教したりする
お高くとまって相手が人生をどう進むべきか言うこと．

⑥ 助言したり，教示したりする
「あなたにとって何をするのが一番いいか，私はわかっている」というやり方で反応すること．相手が自分で考える余地を与えない．

⑦ 相手の感情を受け入れない
今感じている感情とは別のことを感じるべきだと相手に言うこと．

⑧ 不適切に自分のことを話す
相手が自分のことを話しているのに，それを遮って，聞き手が自分のことを話すこと．

⑨ 尋問する
相手が望んでいないのに，探りを入れて相手を脅かすような質問をすること．

⑩ 安易に元気づけたり，笑わせたりする

　相手のためではなく自分のために，相手の感情を良くしようとすること．相手の真の感情を全く理解していない．

⑪ レッテルを貼ったり，診断したりする

　素人なのに精神科医のように相手にレッテルを貼ったり，「診断」を下したりすること．

⑫ 過剰な解釈をする

　外的観点から相手の行動を説明し，しかもそれは，相手が自分のことについて考えたこととはほとんど一致していないこと．

⑬ 話を分散させたり，関係ない話をする

　話の本筋からズレたことをいって混乱させたり，煙に巻くようなことを言うこと．

⑭ 注目しているふりをする

　心にもなく実際以上に，相手の話に興味や関心があるふりをすること．

⑮ 時間の圧力をかける

　聞くための物理的な時間が少ないことを相手に知らせること．

（リチャード・ネルソン＝ジョーンズ『思いやりの人間関係スキル』[8]より）

　　いかがでしょうか．思いあたることはありませんか．11の診断に関しては，医療従事者の場合には必ずしも悪いこととはいえませんが，**レッテル**というのはついつい貼ってしまいがちなのではないでしょうか．**レッテル**は，私たちの経験から作られた色眼鏡（偏見）です．眼鏡は外して，ありのままを直視することが必要でしょう．ここにあげられている項目は，コミュニケーションにおける態度の NG 集ともいえると思います．

● Autocrine（オートクライン）

- -

　　実は私たちの身体のなかでも，活発なコミュニケーションが行われています．正常な細胞同士，がん細胞同士，あるいは両者の間ではホルモン，サイトカインやそのほかの化学伝達物質がシグナル伝達に関与しています．近くの細胞に作用する場合には，paracrine（パラクライン）と

JCOPY 498-02290

よばれます．例えば，膵臓のランゲルハンス島のδ細胞から分泌される
ソマトスタチンというホルモンがありますが，近くのβ細胞に作用する
ことでインスリンの分泌が抑制されます．

　一方，ある細胞から分泌された化学伝達物質がその細胞の受容体に結
合して作用することがあり，このことを autocrine（オートクライン）と
いいます．がん細胞から分泌されるインターロイキンや，血管内皮細胞
増殖因子（vascular endothelial growth factor: VEGF）などがその典
型例です．

　この考え方はコーチングの世界でも応用されていて，自分が発する言
葉を耳で聞き，そのことでまた改めて考えるようなことが行われていま
す[14]．私もコーチングを学んでいますが，コーチからの問いに答えてい
る間に自分の考えが変わってくることを経験しています．もしかした
ら，患者さんたちも自覚しているかもしれません．皆さんも話をしてい
るときに，**自分の声や言葉にも意識を向けてみる**といろいろな気づきが
あると思います．

● 違和感を放置しない

　メラビアンの法則の最も重要な点は，言語的メッセージと非言語的
メッセージに乖離が生じる可能性があるということではないでしょう
か．すなわち，いつでも言葉通りに受けとることは問題であり，笑顔や
涙の裏側には私たちが見落としがちな重要なメッセージが含まれている
可能性があります．

　言語的メッセージと非言語的メッセージの間に違和感を覚えた場合，
そのまま放置するのではなく，確認や質問をするとよいでしょう．この
際，患者さんを問い詰めるのではなく，単に観察して推測を口にするだ
けでよいといわれています[15]．

　「何か心配事があるようにみえますが」「何か話しづらいことがあるの
ではないですか」などです．直接，患者さんに訊くことが難しいようで
あれば，ほかの職種と一緒に確認するのも1つです．

　この違和感は，SURETY における Your intuition（自分の直感）に関
連しているものです[16]．元々の感性などもあるかと思われますが，意識

的にトレーニングすることでみがくことができるともいわれています. 具体的な方法は次項で説明します.

● 直観をみがく

　　直観と**直感**はニュアンスが若干異なります. 直観は哲学用語であり, 広辞苑によると「感覚知覚の作用や判断・推理などの思惟作用の結果ではなく, 精神が対象を直接に知的に把握する作用. 直感ではなく直知」になります. 一方, 直感は,「説明や証明を経ないで, 物事の真相を心でただちに感じ知ること. すぐさまの感じ」のことです. 英訳するとどちらも intuition になりますが, 先ほどの SURETY の Y (your intuition) はどちらかというと直感に近いと思います.

　　直感については, **心をみがく**のところで扱いますので, ここでは**直観**について考えてみましょう.

◎ 賢明なもう一人の自分

　　田坂広志さんが興味深いことを言っています. 私たちの心の中には, **賢明なもう一人の自分**がいて, **論理思考を超えた鋭い直観力**をもっているそうです[17]. ですので, 私たちが賢明なもう一人の自分と対話することにより直観力が養われることになります. **自己との対話**や**潜在意識との対話**ともいえるでしょう.

◎ メタ認知

　　では, 賢明なもう一人の自分を臨床現場に登場させるには, どのようにすればよいのでしょうか. ここで**メタ認知**の登場となります. **聴いているときの行動**のところでお話ししましたが, 私のもう一人の自分は後ろや横にいることが多いです. 時には, ドローンのように少し上からみている場合もあります. 自分と患者さん・ご家族とのコミュニケーションをいろいろな角度から観察してもらっているような感じです.

　　もう一人の自分は, 時々的確なメッセージを送ってきます.「その言い方はちょっとどうかな?」「この涙の意味は何だろうね?」「こんな言葉をかけてみたらどうだろう」などです. 時には, 診察が終わった後で会

JCOPY 498-02290

話の内容を反芻しながら，もう一人の自分と対話していることもあります．日頃から，この**賢明なもう一人の自分**と仲よくしておくとよいと思います．

　メタ認知について，わかりやすい例があります．一流のサッカー選手はプレーをしながら，自他チームの選手たちの位置をフィールドの上から俯瞰的に眺めるような感覚があるそうです．そのために，普通の視線ではわからないようなポイントにキラーパスを送ることができるといわれています．皆さんも，自分だけのドローンを真上に飛ばしてみてはいかがでしょうか．

◎ リフレクティング

　話は少しそれますが，同じようなことを複数の人間で行う心理療法があります．ノルウェーの精神科医トム・アンデルセンが提唱した家族療法である**リフレクティング**です[18]．簡単に説明すると，問題を抱えたご家族と面接者との会話を他の参加者が周りで聴いています．次に，他の参加者が会話の内容について感じることを話し合いますが，それをご家族と面接者が聴きます．これがリフレクティングの方法で，当事者は自分たちの会話を客観的に認識することができるというものです．

　対話がいき詰まった場合や，感情の渦に巻き込まれてしまうような場合，第三者的視点が役に立つことがあります．そのプロセスを瞬時に，自分だけで行うことが直観なのかもしれません．

● 観察力をみがくトレーニング

　観察力をみがくためには，どうしたらよいのでしょうか．有料のセミナーに参加する，その道のプロに教えを請う，読書をして知識を増やす．さまざまなアプローチがあると思いますが，タダでもっと簡単な方法があります．それは，周りの人を観察することです．

　街を歩いているとき，電車に乗っているとき，レストランで食事をしているとき，皆さんの視界に入っている人たちは何を考え，何を感じて，何をしようとしているのかを観察してみましょう．きっと気が付くはずです．現代人の日常が，いかにスマートフォンに支配されているかとい

うことを.

　車を運転していても，同じようにトレーニングすることができます．前の車を運転する人は何をしたいのだろうかと考えてみます．ウィンカーやブレーキのタイミング，加速の仕方，カーブの曲がり方など，細かく観察していると車を運転している人の意図や気持ちがわかることがあります．

　私は，前の車がどこで曲がるのか，どこに向かっているのかなどをよく考えます．また高速道路であれば，次のインターで降りそうだなとか，次のサービスエリアに立ち寄るのかもしれないなどと，勝手に想像しています．もちろん正解はわかりませんが，些細な動きを察知するトレーニングになっています．

ⓒⓞⓛⓤⓜⓝ 1　潜在意識

　私たちの意識を顕在意識と潜在意識に分けて考えると，前者はごくわずかであって，ほとんどは潜在意識であるという考え方があります．氷山に喩えると，水面上に浮かんでいるようにみえる部分が顕在意識であって，99％の水面下には潜在意識が隠れていることになります．

　組織開発コンサルティングやさまざまな研修・コーチングなどを提供しておられる石山喜章さんは，顕在意識と潜在意識をわかりやすく説明しています[19]．氷山の一角である顕在意識は，表情・言葉・行動として認識されます．一方，潜在意識は5つの階層で構成され，深いほうから**アイデンティティー → エネルギー → イメージ → 感情 → 思考（考え）**という順でそれぞれが影響を受けています．少し補足すると，アイデンティティーは自己認識，エネルギーはモチベーションなどのように感情や行動の源になるものです．また，イメージは，過去の経験，体験からくるもの，先入観や価値観，判断基準，単語に対するイメージなど幅広い意味が含まれているようです．

　ここまで述べてきた技をみがくことが，潜在意識を理解することにどこまで役に立つのかはわかりません．むしろ，直観，直感や心をみがくことのほうが潜在意識に到達しやすいのかもしれません．いずれにしても，私たちが認識できることがすべてではないということを時には思い出してみましょう．

JCOPY 498-02290

診療業務時間だけ観察することに集中して，家族や同僚との日常の対話を疎かにしていてはもったいないと思います．**観察力をみがくための研磨剤**は，目の前にいくらでもあります．

参考文献
1）ジョセフ・オコナー，ジョン・セイモア．橋本敦生，訳．NLPの原理と道具―「言語と思考の心理学手法」応用マニュアル．東京：パンローリング株式会社；2019.
2）藤川とも子．マンガでわかる！すぐに使えるNLP．東京：日本実業出版社；2018.
3）NLP-JAPANラーニング・センター　https://www.nlpjapan.co.jp/［最終アクセス日：2022年6月7日］
4）シェリー・ローズ・シャーベイ．本山晶子，訳．「影響言語」で人を動かす［増補改訂版］．東京：実務教育出版；2021.
5）P.F.ドラッカー．上田惇生，訳．ドラッカー名著集4　非営利組織の経営．東京：ダイヤモンド社；2007.
6）永松茂久．人は話し方が9割．東京：すばる舎；2019.
7）ダニエル・オーフリ．原井宏明，勝田さよ，訳．患者の話は医師にどう聞こえるのか―診察室のすれちがいを科学する．東京：みすず書房；2020.
8）リチャード・ネルソン＝ジョーンズ．相川　充，訳．思いやりの人間関係スキル　一人でできるトレーニング．東京；誠信書房；1993.
9）厚生労働省．こころの耳　働く人のメンタルヘルス・ポータルサイト．https://kokoro.mhlw.go.jp/listen_001/［最終アクセス日：2022年6月7日］
10）ケイト・マーフィ．篠田真貴子，監訳，松丸さとみ，訳．LISTEN　知性豊かで想像力がある人になれる．東京：日経BP；2021.
11）森田達也，赤澤輝和，難波美貴，他．がん患者が望む「スピリチュアルケア」89名のインタビュー調査．精神医学．2010；51：1057-72.
12）若松英輔．弱さのちから．東京；亜紀書房；2020.
13）加藤アカネ．ANAのVIP担当者に代々伝わる　言いにくいことを言わずに相手を動かす魔法の伝え方．東京：サンマーク出版；2016.
14）コーチ・エイ．鈴木義幸，監修．新版　コーチングの基本．東京：日本実業出版社；2009.
15）ローレンス・ティアニー，マーク・ヘンダーソン，編．山内豊明，監訳．聞く技術　答えは患者の中にある（上）．東京：日経BP社；2006.
16）Stickley T. From SOLER to SURETY for effective non-verbal communication. Nurse Educ Pract. 2011；11：395-8.
17）田坂広志．直観を磨く　深く考える七つの技法．講談社現代新書；2020.
18）矢原隆行．リフレクティング　会話についての会話という方法．京都：ナカニシヤ出版；2016.
19）石山喜章．世界が一瞬で変わる潜在意識の使い方．東京：あさ出版；2015.

技（アウトプット）をみがく

▶ 言葉をみがく

▶ 伝わりやすさを意識する

▶ 自分の言葉を振り返る

"人間の言葉が真に力を持つのは，必ずしもその言葉自身が立派だからというのではなくて，その言葉を支えている背後の生活によるのであります．"

(森　信三『修身教授録』[1]より)

● 言葉をみがく

　　言葉はみがくことができます．敬語などがそのよい例です．言葉やフレーズというのは，普段から使っていないといざという時にはでてきません．使い慣れていないと間違った表現になり，相手に失礼になることがあります．また，否定的な言葉や相手を傷つけてしまうような言葉は，気をつけていないとついつい口走ってしまうことがあります．普段から肯定的で優しい言葉を選んで使うほうがよいはずです．これを**みがき言葉**とでもよんで，ストックしておくのはどうでしょうか．

　　Chapter 4 で紹介したビジネス書ランキング 1 位の永松さんは，言葉リストを自分で作成し，使い慣れておくことをすすめています[2]．医療現場でも，「大変でしたね」「わかります」「よく頑張りましたね」「なるほど」「ありがとうございます」「一緒に考えましょう」，などの台詞はよく使われるのではないでしょうか．一方，使ってはならない言葉として **4D ワード**というのがあります．「でも」「だって」「どうせ」「ダメ」の

4つです．いかがでしょうか．思いあたることはありませんか？　普段から意識して言葉を選んで使いこなせるようにしておきたいものです．

◎みがき言葉に彩りを加える

　　長期にわたって治療を受けてきた患者さんの手記などを読んでいると，「大変でしたね」「よくがんばってこられましたね」など，医師からの一言で涙が出た，救われたという文章を目にします．もちろん，その時の表情，話し方，タイミングなどもあるでしょうが，「大切なメッセージを受けとりました」という私たちからのメッセージがなければ，「聴いてもらえた」「わかってもらえた」にはつながりません．

　　できれば**感情を込めた**言い方がよいでしょう．私は「大変でしたね」の前に，「いやあ」という感嘆詞をつけます．こうすると自分の言葉に感情を加えることができて，患者さんとの距離を縮められることが多いです．何気ない言葉に**彩りを加える**ような工夫をし，実際に試してみてください．きっと，自分が発する言葉の重みや影響に気づくことができるでしょう．

◎みがき言葉が対話を生む

　　診察中のコミュニケーションを患者さん・ご家族と双方向のものにするためには，どうしたらよいのでしょうか．例えば，「症状は何ですか？」「がん治療をしますよ」「わかりましたか？」などは，ごくありふれた言葉です．決して間違いではないのですが，対話という感じはしません．患者さんはおいてきぼりのような感じを覚えるかもしれません．

　　みがき言葉にすると，このような感じになります．「症状についてもう少し詳しく聞かせてください」「〇〇さんにとっての標準的な治療は△△なのですが，どう思われますか？」「今，私が説明したことをきちんと理解されているか，確認をさせてください」

　　このように質問を受ければ，積極的に答えようという気持ちになるでしょう．また，患者さんが話をしているときには，「私はあなたの話を聴いています．続けてください」というような言葉がけもよいと思います．これは，**小さな報酬**とよばれます[3]．

がん診療におけるコミュニケーションのレビュー[4)]や私自身の経験なども踏まえて，巻末に**みがき言葉リスト**としてまとめてみました．ぜひ，皆さんのオリジナルなフレーズも追加してみてください．作成したみがき言葉集の中から，毎日1つでも2つでも試してみてはいかがでしょうか．日頃の練習が言葉をみがくことにつながります．

◎ 名前を呼ぶ

　実は，患者さんとの信頼関係を築くために，最も簡単で誰にでもできることがあります．それは，**繰り返し名前を呼ぶ**ことです．些細なことですが，皆さんはどれぐらいしていますか？

　思い出してみてください．家や車など高額なものを購入するときのセールスマンは，皆さんの名前を繰り返し呼んでいたのではないでしょうか．お客様やあなたと呼ばれるよりも，名前で呼んでもらったほうが人として大切にされている気持ちになるはずです．簡単ですから，ぜひ試してみてください．

● 話し方をみがく

◎ オンラインミーティングを利用する　　図1

　自分の話し方を見たことはありますか？　録画をしない限り，自分の話し方を見ることはできないと思います．ところが，最近よいツールがあります．Zoom や Microsoft Teams などの**オンラインミーティング**で

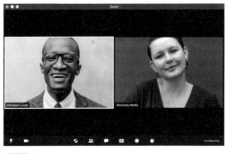

図1

JCOPY 498-02290

す．画面に自分を映し出すことができるので，話をしている自分の姿を
ライブで見ることができます．機会があったら，その時の自分をよくみ
てみましょう．

表情はどうですか？　話すスピード，声のトーン，間の置き方，ある
いはジェスチャーなど，新たな発見があると思います．可能であれば録
画や録音しておくと，話し方や声の出し方の練習にもなります．

◎ フィードバックを利用する

もっと簡単な方法があります．職場や家庭など周りの人に，自分の話
し方がどうであったかを聞いてみるとよいでしょう．これは**フィード
バック**に相当します．外来診察をする医師であれば，同席している看護
師やクラークの方々に聞いてみましょう．もし皆さんの周りにキャリア
があるのにもかかわらず，部下にフィードバックを求めてくるような人
がおられたら，その方は相当立派な方です．経験を積んでもさらに自分
をみがこうとする人は，なかなかおられません．

360°評価を利用するのも 1 つの方法です．これは，自分の周りの方に
忌憚なく，「私のコミュニケーションのよいところ」「私へのリクエスト
（改善点）」などを聞くことです．回答の中にはネガティブなものもあり
ますので，一人で行うのではなく，評価後にフォローをしていただける
人と一緒に行うほうがよいでしょう．

● 伝え方をみがく

内科医のダニエル・オーフリは，「医師・患者間の非対称性は明らか
である―医師は病気の事実を延々と**読経**し，患者は大切な情報をかかえ
たままで診察室の中にはけっして出してこない」，と言っています[5]．

ご自身や身の回りで，このような臨床場面を目にしたことはありませ
んか．繰り返し話をすれば，きっとわかってくれる．ていねいな説明を
すれば，患者さん・ご家族も合理的な判断ができると思いがちですが，
これは誤りのようです．

理由はたくさんあるでしょう．がんと言われて頭の中が真っ白になっ
てしまった．専門用語がわからない．緊張していて話せない．質問でき

るような雰囲気ではない．医師が話を聞いてくれない．質問をしたら機嫌が悪くなるのではないか．恥ずかしくて本音が言えない．まだまだあるかもしれませんが，ここでは伝え方の工夫について考えてみましょう．

◎ コミュニケーションスキルトレーニング（CST）から学ぶ

　がん診療ならではのコミュニケーションの難しさがあることは，Chapter 1 でもお伝えしました．がんは命を脅かす疾患であること，再発・転移などのイベントが生じうること，患者さん・ご家族のみならず，医療従事者にとっても心理的負担を伴うことなどです[6]．どのようにがんという言葉を口にすればよいのでしょうか？　再発・転移，がん治療の終了など，患者さんにとって大きな衝撃を与える可能性が高い情報をどのように伝えればよいのでしょうか？

　ここで手がかりとなるのは，SPIKES，SHARE などのプロトコールです（Chapter 1 表3 参照）．SPIKES の knowledge（情報共有），SHARE の how to deliver the bad news（悪い知らせの伝え方）などには，伝え方のポイントが明記されています[7〜9]．具体的には，前置き，言葉の表現，態度，伝える内容などがあげられていますが，感情に配慮することや確認することなども網羅されています．

　SPIKES や SHARE に関しては成書を参考にしてみてください[10,11]．

◎ フレーミング

　また，別の手法もあります．私たちのものの見方，考え方や規則などをフレームワークといいます．例えば1週間後に試験を控えている場合，ネガティブフレームで考えると「試験まであと1週間しかない」となりますが，ポジティブフレームでは「試験までまだ1週間ある」となります．

　診療の場面では「副作用は5％あります」と説明するか，「95％の患者さんには副作用はありません」と伝えるかで，患者さんの受け止め方は異なります．このように，フレームをネガティブからポジティブに変えることをフレーミングといいます．これらのことは行動経済学として注目されています[12]．

　さらに Chapter 4 でも触れましたが，知覚チャンネルを思い出してみましょう．視覚（visual），聴覚（auditory），読解型（read），身体感覚（kinesthetic）のタイプによって，理解しやすさが異なる可能性があります[13]．すなわち，視覚優位の患者さんには図や文字で示す，聴覚優位の患者さんには言葉や音で説明する．身体感覚優位であれば，体に触れて説明するなどのアプローチが有効であるかもしれません．

　それぞれのタイプごとに影響を与えやすい言語を並べてみましょう[13]．

> **視覚型**
>
> 見る　示す　観点（展望）　イメージ　明らかに　明らかにする　明るい　暗い　輝かしい　色とりどりの　思い浮かべる　ライトアップする　曖昧な　ぼんやりした　視界　ぱっとした　〜に視線をやる　思い描く　動いているのを見る　じっと見る
>
> **聴覚型**
>
> 聞こえる　話す　聞く　驚嘆する　言う　質問する　尋ねる　会話　ベルが鳴る　雑音　リズム　調子が合って　調和して　音楽の　音色　不協和音　シンフォニーのような　叫ぶ　話し合う　〜について詳しく聞く　言い聞かせる
>
> **読解型**
>
> 報告書を読む　資料に目を通す　ページをざっとみる　通読する　精読する
>
> **体感覚型**
>
> 感じる　触る　把握する　集める　〜と接触する　結ぶ　具体的な　プレッシャーをかける　繊細な　確固たる　打ち解けた　やわらかい　つながる　熱い　冷たい　温かい　やってみる　取り組む　試してみる　試用する　テストしてみる

（シェリー・ローズ・シャーベイ『「影響言語」で人を動かす』[13]より）

表1 伝え方のスキル

スキルの分類	具体的な内容
前置き	目次（地図）を示す 心の準備のための言葉をかける 間をおく（沈黙）
表現	わかりやすく伝える はっきりと伝える
用語	一度は「がん」という言葉を用いる 「がん」という言葉を必要以上に繰り返さない 専門用語を用いすぎない
情報	最新の知識を提供する 最善の治療選択肢を提供する 少しずつ提供する 重要なことを繰り返す
配慮	十分な時間をかける 質問をしやすい雰囲気を作る 正直・率直に伝える 患者の感情に配慮する 患者一人ひとりに合わせた説明をする 希望を支える
確認	患者の理解度を確認する 話のペースは速くないかを確認する
フレームワーク	ネガティブよりポジティブなフレームを利用する
代表システム 知覚チャンネル	画像，データ，文字などを利用する 言葉や音などを利用する 体に触れる，感じることなどを利用する

◎ 伝え方のスキル

　　ここまでお伝えしてきたことに，私なりの工夫も加えて**伝え方のスキ**
ルをまとめてみました 表1．内容としては，前置き，表現，用語，情
報，配慮，確認，フレームワーク，代表システム・知覚チャンネルなど
に分類できます．少し詳しくみてまいりましょう．

◎ 目次・地図を示す

　　これからの話し合いの概要を初めに伝えることです．例えば検査結
果，病名，治療，今後の流れという4つのことを伝えるのであれば，「今
からお話しすることは，4つあります」「検査の結果，病名，治療，今後
のことです」「治療と今後のことは相談しながら決めていきましょう」な

どのように，予め患者さんと目次や地図を共有することです．

　緩和ケア外来では，「お伝えしたいことは3つです」「今現在の病状，今後起こりうること，そしてこれからの治療やケアについてです」などのように話し始めることが多いです．こうすることで，こちらも患者さんも，今話していることは全体の中のどこなのかを迷わなくなります．情報は分類されることで，記憶に残りやすくなります．

◎ 短く伝える

　細切れに伝えることも大切です．患者さんはただでさえ緊張していますし，難しい専門用語が繰り返されるような長い話にはついていけなくなるのが当然でしょう．細切れに伝えた後に，患者さんの理解を確認することも大切です．

◎ がんという言葉を繰り返さない

　がんという言葉ですが，「はれもの」「できもの」「腫瘍」などに置き換えて説明することがあります．間違いではないのですが，慎重に考えたほうがよいと思います．SHARE では，一度は**がん**という言葉を用いることが推奨されています．真実は傷つくかもしれませんが，偽りはもっと傷つくということもわかっています[14]．

　こんなことがありました．80歳代の女性の患者さんです．ある病院で診察を受け，肺がんと診断されました．老齢の担当医から受診するたびに何度も何度も「がんだから」「がんなんだから」と言われ続けたそうです．その結果，毎日のように家で泣いており，その病院にはかかりたくないと言って，私の病院へ紹介となったのです．

　がんという言葉のもつ破壊力は，年齢には一切関係ありません．病名告知は慎重にすべきですし，何度も繰り返されることはさらに患者さんを傷つけてしまいます．一方で，重要なことは繰り返し伝えたほうがよいともいわれています[10]．言葉の与える影響を考えたうえで，上手に伝えることが求められます．

◎ 希望を支える

　これは非常に難しいテーマです．がんと診断されて治療の選択肢が豊富にある時期にはまだよいかもしれません．しかし，がん治療が限界になったとき，予後が限られてきたときなどに，私たちはどうやって患者さん・ご家族の希望を支えられるのでしょうか．

　実は，多くの患者さんは自分の病気が末期であっても希望をもち続けることができているようです[15]．また，共感と理解を前提とした正直で正確な情報を求めています．私たち医療従事者にできることは，患者さん・ご家族にとって意味のある現実的な希望を探し，それを育むことのようです．

　私は2つの希望を一緒に考えるようにしています．1つは，日常の些細な希望です．「まずは，座っていられるようになりましょう」「今日は，頑張ってお風呂にいきましょう」などです．こちらは，達成できることをある程度見越していますので，達成できたら純粋に一緒に喜びます．

　もう1つは，大きな希望です．「来年の夏，一緒に沖縄にいきましょうよ」「お孫さんが帰ってくるのであれば，みんなでバーベキューをしましょう」などのように，現実からかけ離れているかもしれないような希望や夢を患者さんと共有します．笑いが起きるかもしれませんが，患者さんとご家族の目が輝く瞬間があります．ただ，患者さんによっては現実との乖離のためにかえって傷ついてしまうこともありますので，十分な注意が必要です．

● フィードバック

◎ 医療従事者からのフィードバック

　フィードバックとは，結果に含まれる情報を原因に反映させ，調節をはかることです（広辞苑）．がん診療のコミュニケーションの場合，大きく分けて2つの意味があります．1つは患者さん・ご家族に対する**私たちからのフィードバック**です．話をしながら，頭の中に浮かんできたことや感じたことなどを伝えます．フィードバックの方法はさまざまであ

JCOPY 498-02290

り，相手にアドバイスをするようなものから，気づきを与えるようなものまで実にさまざまです．ここで大切なことは，**主語を明確にすること**と，**評価をしない**ということです．主語は私（I）なので，Iメッセージともよばれます．「私にはこう聞こえました」「私はこう感じました」とフィードバックをします[13]．

◎ 評価をせずに受け止める

　患者さんから発せられる言葉や表情に対して，まずは**評価をせずに受**けとめます．そして，自分が考えたことや感じたことを素直に伝え，フィードバックが合っているかどうかを確認します．もし患者さんの気持ちや考えと違っていた場合には，「詳しく教えてください」とお願いします．根気のいる作業ですが，相互理解を深めるためにはとても重要なプロセスです．

◎ 同僚からのフィードバック

　もう1つのフィードバックは，**職場の同僚からもらうフィードバック**です[16]．前項の360°評価もその1つです．さらに，思い切って**患者さん・ご家族に直接聞いてみる**という手もあります．一通り話が終わった後で，「ところで私の話し方はどうですか？」「何か気になった点はないですか？」などと聞いてみてはいかがでしょうか？

　ネガティブなフィードバックが返ってくることもあるでしょうが，真摯にコミュニケーションを上達させようとしている医療従事者に好意を抱かない患者さんはおられないと思います．勇気がいることですが，いつでも，どこでも，誰にでもできるコミュニケーションスキルトレーニングです．

参考文献
1）森　信三．修身教授録．東京：致知出版社；1989.
2）永松茂久．人は話し方が9割．東京：すばる舎；2019.
3）リチャード・ネルソン＝ジョーンズ．相川　充，訳．思いやりの人間関係スキル　一人でできるトレーニング．東京：誠信書房：1993.
4）Westendorp J, Evers AWM, Stouthard JML, et al. Mind your words: oncologists'

communication that potentially harms patients with advanced cancer: a survey on patient perspectives. Cancer. 2022; 128: 1133-40.

5) ダニエル・オーフリ. 原井宏明, 勝田さよ, 訳. 患者の話は医師にどう聞こえるのか――診察室のすれちがいを科学する. 東京; みすず書房; 2020.

6) がん医療におけるコミュニケーション（PDQ®）. がん情報サイト. https://cancer info.tri-kobe.org/summary/detail_view?pdqID=CDR0000618162&lang=ja ［最終アクセス日: 2022 年 6 月 7 日］

7) Baile WF, Buckman R, Leni R, et al. SPIKES—a six-step protocol for delivering bad news: application to the patient with cancer. Oncologist. 2000; 5: 302-11.

8) Fujimori M, Akechi T, Akizuki N, et al. Good communication with patients receiving bad news about cancer in Japan. Psychooncology. 2005; 14: 1043-51.

9) Fujimori M, Akechi T, Morita T, et al. Preferences of cancer patients regarding the disclosure of bad news. Psychooncology. 2007; 16: 573-81.

10) ロバート・バックマン. 恒藤 暁, 平井 啓, 前野 宏, 他訳. 真実を伝える コミュニケーション技術と精神的援助の指針. 東京: 診断と治療社; 2000.

11) 内富庸介, 藤森麻衣子, 編. がん医療におけるコミュニケーション・スキル――悪い知らせをどう伝えるか. 東京: 医学書院; 2007.

12) 大竹文雄, 平井 啓. 医療現場の行動経済学――すれ違う医者と患者. 東京: 東洋経済新報社; 2018.

13) シェリー・ローズ・シャーベイ. 本山晶子, 訳.「影響言語」で人を動かす［増補改訂版］. 東京: 実務教育出版; 2021.

14) Fallowfield LJ, Jenkins VA, Beveridge HA. Truth may hurt but deceit hurts more: communication in palliative care. Palliat Med. 2002; 16: 297-303.

15) Clayton JM, Hancock K, Parker S, et al. Sustaining hope when communicating with terminally ill patients and their families: a systematic review. Psychooncology. 2008; 17: 641-59.

16) アンソニー・バック, ロバート・アーノルド, ジェームス・タルスキー. 植村健司, 訳. 米国緩和ケア医に学ぶ医療コミュニケーションの極意. 東京: 中外医学社; 2018.

技（インターバル）をみがく

本章の
ポイント
- ▶ 沈黙の意図を明確にする
- ▶ 間を活かす
- ▶ リズムを意識する

> "沈黙は真なる英知の最上の応答なり."
>
> —エウリピデス

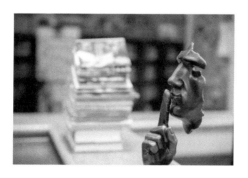

　　ここでは，インプットとアウトプットの間（インターバル）と，時間
や場というものを考えてみましょう.

● 沈黙

　　沈黙とは，① 黙って，口をきかないこと. ② 活動せずに静かにして
いることです. 同じように，**間（ま）**は，① 物と物，または事と事のあ
いだ，間隔，あいだの空間やあいだの時間を意味します. また，日本の

音楽における拍と拍のあいだ．さらに，特定の拍や時点．転じて，全体
のリズム感とも説明されています．言葉の1つ1つが音符であるとする
と，沈黙や間は**休止符**に相当します．

◎ なぜ私たちは沈黙が苦手なのか

　普段の会話では，間があくというのは，よくないとか居心地が悪いと
いうイメージではないでしょうか．コミュニケーションの練習をする
と，沈黙が意外に長かった，沈黙がつらかったという声をよく聞きます．
話すことや説明することに慣れている私たち医療従事者は，間をとるこ
とや沈黙が苦手なのだと思います．

◎ 人はじっとしていられない

　人間は考える葦であるという名言を遺したパスカルは，こんなことも
言っています．"All of man's unhappiness comes from his inability to
stay peacefully alone in his room"（すべての人間の不幸は，自分の部
屋で**一人静かに過ごすことができない**ためである）．

　この言葉は300年以上も前のものです．COVID-19感染拡大防止のた
めに，家の中にいることを強いられた私たちも全く同じです．テクノロ
ジーは目覚ましい進歩を遂げ，生活そのものは便利になっているはずな
のですが，人間の特性はあまり進歩していないのかもしれません．私た
ちは，黙ってじっとしていられない生きものなのでしょう．

◎ 医療現場における沈黙

　医師と患者のコミュニケーションに関して日米で比較したみたとこ
ろ，米国人医師は患者との会話の中での沈黙が8.2%であったのですが，
日本人医師はなんと30%であったそうです[1]．ちょっと意外な結果です
ね．ここには文化的な背景が影響しているのだと思います．また看護師
の高齢者とのコミュニケーションに関するレビューでは，看護研究にお
いては沈黙はあまり注目されていないようです[2]．

　しかし，シカゴにある小児病院のカレン・キャロル看護師は，沈黙に
は推測が含まれており，背中を向けて音や気配りのない状態を提供する

ものであってはいけないと説いています[3]. さらに, 看護領域における沈黙は, 個人の尊厳と考え方を尊重しながら**人をケアする新しい方法**につながるとまで述べています.

◎ 沈黙には3種類ある[4]

　　アンソニー・バック博士らは, コミュニケーションスキルにおける**沈黙をとにかくやってみよう**とすることに対して疑問を呈しています. 医師が沈黙を使うことに違和感を覚え, さらに患者さんにも医師にも負担となるような不安な雰囲気を作り出してしまうからだそうです. その上で, 沈黙を医師の意図に応じて3つのタイプに分類しています.

　　1つ目は, 明確な意図のない**ぎこちない沈黙**（awkward silence）です. この沈黙は, 気が散っているか, あるいは敵意を反映しているかもしれません.

　　2つ目は, **招待の沈黙**（invitational silence）です. 意図は, 患者さんに, 何が起きているのかを考えたり感じたりするための時間を与えることです. 一般的なコミュニケーションスキルトレーニングで学ぶ沈黙に相当します.

　　そして3つ目は, **思いやりのある沈黙**（compassionate silence）です. この沈黙の意図は, 会話の中で自然に生まれた静寂な瞬間を認識することです. 医師と患者さんが感情を共有しているときや, 医師が積極的に患者さんへ**コンパッション**（compassion）を示しているときによく起こります.

　　コンパッションは思いやりに近いものですが, Chapter 7 で詳しく解説します. この沈黙に関しては医学界ではほとんど注目されていません. 安定した注意力, 感情のバランス, 共感やコンパッションなどを身に付ける必要があり, 習得するためには時間を要すると思われます.

◎ 沈黙していてもメッセージは伝わっている

　　あるロールプレイを観察していたときのことです. ロールプレイ終了後, 模擬患者さんから感想をお聞きする機会がありました. その方は, 「あの沈黙はよかったけれども, さっきの沈黙はよくなかった」と教えて

くれました．端から見ていた限りでは，どちらも同じような沈黙であったのですが，模擬患者さんにとっては，全く違っていたのです．私はこのことを知ったときに複数の仮説を立てました．

① 沈黙に入る前の会話や動きが影響していたのかもしれない．
② 沈黙の間にも非言語的コミュニケーションは続いていて，私たちは無意識のうちに相手にメッセージを送っているのではないか．
③ いわゆるテレパシーが実在するのではないか．

実際のところは，何が起きていたのかは推測でしかありません．①，②は十分考えられると思います．③ は本書でとりあげるほどの勇気はないのですが，脳科学の世界では対話をしている人同士の脳はシンクロするといわれています[5]．さらに，動物や私たちには，脳の前頭前皮質（prefrontal cortex）を介した別のコミュニケーション能力があるらしいのです．このことについては，この後のコラムでご紹介しましょう．

◎ 沈黙にもほどがある

沈黙に関して，私には忘れられない失敗談があります．SHARE の研修会を終えたばかりの頃，**チンモク**を意図的に使おうと思い，患者さんやご家族が黙っている間は，自分からは言葉を発しないようにしてみました．時間にして 5 分ぐらいでしょうか．ご家族である息子さんから思いがけない一言が．

「先生，大丈夫ですか？」

本当に心配そうなお顔で聞いてくださったので，私の身に何かが起きたのではと思ったようです．息子さんに笑われてしまいました．まさに，**ぎこちない沈黙**（awkward silence）であったのでしょう．

● 間

対話の中で間があくのは，言葉と言葉の合間です．文章には**行間を読む**という言葉があります．同じように，対話では，**間（ま・あいだ・あわい）を聴く**とでもなるのでしょうか．Chapter 4 の**声にならない声を聴く**にも相通ずるところがあります．

JCOPY 498-02290

ⓒⓞⓛⓤⓜⓝ 2　脳と脳が直接対話する？

　私たちは目や耳などの感覚器官を通じて対話を行っているはずなのですが，もしかしたら動物にはそれ以外の方法があるのかもしれません（図1）．動物やヒトの脳内には，**クリプトクロム**という磁場を感知するセンサーがあります．植物では，光受容体たんぱく質として知られています．ある動物の前頭前皮質で神経細胞の活動電位が発生すると，そこから生じた磁場が相手の動物の網膜のクリプトクロムで感知されます（図2）[6]．磁場を感知したクリプトクロムからは活動電位が発生し，網膜から後頭葉，海馬傍回を経由して前頭前野に情報が伝わることが想定されています．このプロセスは実証されているわけではないようなのですが，**direct brain-to-brain communication（DBBC）**と呼ばれています．

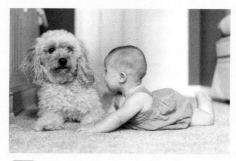

（図1）

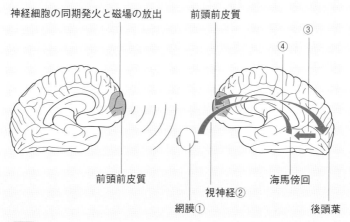

神経細胞の同期発火と磁場の放出　　前頭前皮質

③

④

前頭前皮質

網膜①　　視神経②　　海馬傍回　　後頭葉

（図2）
(Hosseini E. Heliyon. 2021; 7: e06363[6])

しかし，磁石の働きをすると考えられている**マグネタイト（Fe₃O₄）**が脳のさまざまな部位で発見されていて，極めて弱い磁場を感知することに関係しているのではないかと考えられています．このマグネタイトやクリプトクロムは，渡り鳥などが地磁気や方位を認識しながら飛行することに関与しているともいわれています[7]．もしかしたら，五感以外のコミュニケーションというのも存在するのかもしれません．

皆さんの中で，ペットと意思が通じた経験をおもちの方はおられないでしょうか？　私は，飼っていた犬や猫とわかり合えた経験があります．いずれも亡くなる1カ月ぐらい前であったのですが，何となく気持ちが通じ合えたような気がしました．猫のほうは私と意思疎通ができたので，ビックリしたこともわかりました．

DBBC と同じプロセスではないかもしれませんが，私の妻はこんな体験をしています．ある日，妻と2歳の次女だけが家にいたのですが，いたずらをした次女が妻の言うことを聞かなかったらしいのです．妻は夕食を作りながら，頭の中で「全く，○○はしょうがないんだから」と頭の中で考えたそうです．その直後，次女が妻のもとに飛んできて，「ママ，今，何って言った!?　○○のこと悪く言ったでしょ？」と，問い詰めたそうです．妻は呆然として，この子はテレパシーが使えるんだとビックリしたそうです．

もし **DBBC** の存在が確かめられた暁には，本書の改訂版に**テレパシーをみがく**という項目を追加しなければなりませんね．

◎ コミュニケーションとキャッチボール

コミュニケーションをキャッチボールにたとえて考えてみましょう．投げた人の手から解き放たれたボールが，受け取る人の手に届くまでが間です．ここで，2人が全く動かなかったらどうなるでしょう．体育の授業などで試してみたことはあるかもしれません．私も含めて普通の人は，それほどコントロールがよくはありませんので，必ずどちらかが動かなければボールをキャッチできないはずです．コミュニケーションもこれと同じなのではないでしょうか．

相手が受けとりやすい言葉を投げる．そして，相手からの言葉を受けとりやすいように移動することです．診察室でも，病室でも，在宅でも，**動きやすいのは私たちのほうです**．

JCOPY 498-02290

◎ 間を活かす

　ここでいう移動は，空間的なものではなく，思考や感情の移動です．間というのは，相手からの言語的，あるいは非言語的メッセージの軌道を見据えて，どうしたら受けとりやすくなるかをとっさに考え，次にどのような言葉をどのように発したら患者さんが受けとりやすくなるかを考える時間です．間を上手に使える人は，コミュニケーションの達人であるといっても過言ではないと思います．

　また，Chapter 3 のパーソナルスペースでも触れましたが，物理的あるいは心理的な間をとることは重要です．親しくなれば，距離は縮めてもよいと思います．しかし，忘れてはならないことは，自分が心地よいと思うスペースと相手が心地よいと思うスペースは異なるということです．つまり，物理的にも心理的にも，距離感をいつでも微調整しながら対話を続けるということです．そのためには，相手の表情や無言のフィードバックに敏感でなければなりません．ここでも観察力が試されます．

● 空気

　以前，**KY（空気読めない）**という言葉がはやりました．私たちは言葉がない状態でも，その場の空気や雰囲気というものを感じています．ここでは，その空気について考えてみたいと思います．

◎ コミュニケーションにおける空気

　作家，ジャーナリストの冷泉彰彦氏によると，**空気**とは2人の間，聞き手と話し手の間で共有されている情報のすべてであり，日本語のコミュニケーションの重要な要素であることも指摘しています[8]．さらに，「話が通じなかった」とか「会話が途切れて気まずい思いをした」など，**空気の欠乏**という現象が増えてきているのではないかとも指摘しています．先ほどの，**ぎこちない沈黙（awkward silence）**もまさに空気が欠乏している状態にほかなりません．冷泉氏があげる**空気の欠乏**とは，このような場面です．

問題を前にして，何も言葉が出ない．

明らかな対立があるのに，歩み寄れない．いや，その前に対立そのもの
を浮き彫りにすることもできない．

明らかに傷ついている人がいるのに，慰めることができない．

気まずい雰囲気があるのに，その場を救う言葉が出ない．

世代が違うだけで，全く共通言語がない．

男と女，教師と生徒の間で自然な会話が成り立たない．

そんな中，空気が欠乏し会話が破綻する．やがて沈黙が支配する「日本
語の窒息」の瞬間がやってくる．

(冷泉彰彦『「関係の空気」「場の空気」』⁸⁾より)

いかがでしょうか．きっと，いくつか思いあたる場面が浮かんできた
のではないでしょうか？　私は，**医療従事者と患者さん・ご家族との間
で自然な会話が成り立たない**，という窒息も追記したくなりました．私
たちは空気を読むと同時に，空気を欠乏させてはなりません．

◎ 空気を読む

では，一体どうすればよいのでしょうか．心理学者の内藤誼人氏は，
空気を読むために重要なこととして，具体的に7つのことをあげていま
す⁹⁾．

① 相手の顔をよくみる．

② 興味と関心をもち続ける．

③ 相手の行動パターンを知る．

④ 仮説を立てる（この場はどういう場なのか，自分はどういう役割を果
たせばいいのか）．

⑤ シミュレーションを繰り返す．

⑥ 相手のモノマネをする．

⑦ 観察力を磨く．

(内藤誼人『「場の空気」を読む技術』⁹⁾より)

　さらに和む空気を作り出す「聞き方」として，4つのテクニックを紹介しています．

　1つ目は，常に「尊敬の念」をアピールする，です．感情に対処するためのスキルである NURSE にも Respecting がありました．例えば年齢が上であることや，がんと診断されて絶望の淵にいながらも前を向いておられることそのものは，十分リスペクトに値することだと思います．

　2つ目は，相手の「ネガティブ語」を「ポジティブ語」に言い換える，です．これはフレーミング（p.56）と同じで，視点を変えるということです．

　3つ目は，相手の感情の「鏡」になる，です．感情を反射することは，重い荷物を一緒に背負ってあげる効果があるようです．相手の気持ちに寄り添うともいえるでしょう．

　最後の4つ目は，「禁止」ではなく「提案」グセをつける，です．患者さんに対して「これはいけません」と言うよりも，「こうしたほうがよいと思いますが，いかがですか」と伝えたほうが受け入れやすいと思います．

● 当意即妙

　コミュニケーションは生きものです．同じ人と話をしていても，場所や時間によって毎回違う内容に変わります．まさに VUCA です（Chapter 2 参照）．移ろいゆく流れの中で今何が起きているのかを察知し，状況に応じた対応を瞬時に行うことが大切です．そのためには，言葉と言葉の間を感じとる力が試されます．

　当意即妙とは，「その場にうまく適応したすばやい機転，当座の機転」の意味で，仏教用語の「当位即妙（何事もそのままで妙なる働きを現ずること）」に由来しているようです（広辞苑）．臨機応変と同義ですが，**即**という漢字があるのでよりスピード感があるようなイメージです．**妙**という漢字には，「① いうにいわれぬほど，すぐれていること．はなはだ巧みなこと．美しいこと」という意味がありますので，技術を重視す

るコミュニケーションにはピッタリな言葉ではないでしょうか．

● リズム感

　　以前，私がコミュニケーション技術研修のファシリテーターとしての
トレーニングを受けていたときの話です．その時の指導医が「良いコ
ミュニケーションはリズムだ」と教えてくれました．確かに，上手に対
話している人たちの声がとてもリズミカルに聞こえてくることがありま
す．時には周りの人の対話に注意してみると，内容はわからなくても心
地よいものかどうかはわかります．

　　余談ですが，弘法大師空海は『声字実相義（しょうじじっそうぎ）』の中で，「**五大にみな，響
きあり**」と述べています[10]．五大とは地・水・火・風・空のことで，森
羅万象を表します．したがって，すべてのものには響きがあると解釈で
きるでしょう．Chapter 2 でも触れましたが，真言やマントラには独自
の響きがあります．弘法大師は，声・響き・リズムの重要性を理解して
いたからこそ，真言の大切さを強調したのかもしれません．

◎ コミュニケーションはアドリブ

　　ここまで考えてくると，コミュニケーションの練習は譜面を覚えて楽
器を演奏すること，そして実際のコミュニケーションはまさに**アドリブ
（ad lib）** で行う即興演奏と同じであることにたどり着きます．

　　YouTube などでも，町中で即興演奏をするフラッシュモブなどの動
画が紹介されています．ほとんどのミュージシャンはお互いの眼を合わ
せて，相手の音に耳を澄ませ，自らが奏でる音色やリズムを確かめなが
ら演奏しているように見えます．まさに，これが当意即妙でしょう．す
ばらしいコンサートホールで一流のオーケストラやオペラを鑑賞すると
きの感動とはまた違って，ad lib には独特のワクワクするような楽しさ
があります．

　　しっかりとした技術を身につけた上で，ad lib で対話ができたら，ど
れだけ素晴らしいことでしょうか．

参考文献

1) Ohtaki S, Ohtaki T, Fetters MD. Doctor-patient communication: a comparison of the USA and Japan. Fam Pract. 2003; 20: 276-82.

2) Wanko Keutchafo EL, Kerr J, Jarvis MA. Evidence of nonverbal communication between nurses and older adults: a scoping review. BMC Nurs. 2020; 19: 53.

3) Carroll K. Insights of silence. Nurs Sci Q. 2020; 33: 222-4.

4) Back AL, Bauer-Wu SM, Rushton CH, et al. Compassionate silence in the patient-clinician encounter: a contemplative approach. J Palliat Med. 2009; 12: 1113-7.

5) 岩崎一郎. 科学的に幸せになれる脳磨き. 東京: サンマーク出版; 2020.

6) Hosseini E. Brain-to-brain communication: the possible role of brain electromagnetic fields (as a potential hypothesis). Heliyon. 2021; 7: e06363.

7) Warrant EJ. Unravelling the enigma of bird magnetoreception. Nature. 2021; 594: 497-8.

8) 冷泉彰彦.「関係の空気」「場の空気」. 東京: 講談社; 2006.

9) 内藤誼人.「場の空気」を読む技術. 東京: サンマーク出版; 2008.

10) 田坂広志. 直観を磨く 深く考える七つの技法. 東京: 講談社; 2020.

心をみがく

本章の
ポイント

▶ 自他の感情を意識する

▶ 意図を想起する

▶ 己をみがく

すべては出会いの

一瞬できまる

だから

そのときのために

心を磨いておくのだ

名刀のように

（坂村真民『坂村真民一日一言』[1]より）

◎ 心と感

　　心とは何でしょう？

　　広辞苑では，① 知識・感情・意志の総体．② 思慮．おもわく．③ 気持．心持．④ 思いやり．なさけ．⑤ 情趣を解する感性．⑥ 望み．こころざし．⑦ 特別な考え．裏切り，あるいは晴れない心持ち，などです．次に，**感**という文字を含む感性，感受性，感情，共感，直感，感覚という言葉を広辞苑と和英辞典で調べてみました **表1**．日本語でも英語でも，さまざまなとらえ方があることがわかります．

　　多くの医療従事者にとって，感謝はわりと身近なものかもしれませんが，**感**のつく領域は苦手な分野かもしれません．**心**そのものについて語

表1 感にまつわる用語

	英語	広辞苑
感性	sensibility sensitivity	① 外界の刺激に応じて感覚・知覚を生ずる感覚器官の感受性. ② 感覚によってよび起こされ，それに支配される体験内容. 従って，感覚に伴う感情や衝動・欲望をも含む.「―豊か」 ③ 理性・意志によって制御されるべき感覚的欲求. ④ 感官の能力. 思惟（悟性的認識）の素材となる感覚的認識.
感受性	sensibility receptivity	① 外界の印象を受けいれる能力. 物を感じとる力. 感性.「豊かな―」「―が強い」 ② 生物体において，環境からの刺激，特に薬剤や病原体により感覚または反応を誘発され得る性質. 受容性.
感情	feeling emotion passion sentiment	① 喜怒哀楽や好悪など，物事に感じて起こる気持.「―を害する」「―がたかぶる」 ② 〔心〕精神の働きを知・情・意に分けた時の情的過程全般を指す. 情動・気分・情操などが含まれる.「快い」「美しい」「感じが悪い」などというような，主体が状況や対象に対する態度あるいは価値づけをする心的過程.
共感	sympathy empathy	他人の体験する感情や心的状態，あるいは人の主張などを，自分も全く同じように感じたり理解したりすること. 同感.「―を覚える」「―を呼ぶ」
直感	intuition instinct	説明や証明を経ないで，物事の真相を心でただちに感じ知ること. すぐさまの感じ.「―を働かす」「―的に知る」
感覚	feeling sensation sense sensibility	① 光・音や，機械的な刺激などを，それぞれに対応する受容器が受けたときに経験する心的現象. 視覚・聴覚・味覚・嗅覚・皮膚感覚・運動感覚・平衡感覚・内臓感覚などがある.「指先の―がなくなる」 ② 物事を感じとらえること. また，その具合.「美的―」「―が古い」 ③ （接尾辞的に）あたかも…のような感じである意.「ゲーム―で学習する」

英語はウィズダム和英辞典（三省堂）

　ることは，本書よりもはるかに優れた書にお譲りすることとして，この章では，感受性，感情，共感力，直感をみがくことについて考えてみたいと思います.

自分の感受性くらい

ぱさぱさに乾いてゆく心を
ひとのせいにはするな

みずから水やりを怠っておいて

気難しくなってきたのを
友人のせいにはするな
しなやかさを失ったのはどちらなのか

苛立つのを
近親のせいにはするな
なにもかも下手だったのはわたくし

初心消えかかるのを
暮らしのせいにはするな
そもそもが　ひよわな志しにすぎなかった

駄目なことの一切を
時代のせいにはするな
わずかに光る尊厳の放棄

自分の感受性くらい
自分で守れ
ばかものよ

(茨木のり子『自分の感受性くらい』²⁾より)

茨木のり子さんの詩です[2]．いかがでしょうか？　最後の**ばかものよ**という言葉は衝撃的な言葉です．日常の生活や仕事に忙殺されて，自分の感受性を大切にしていない私たちに喝を入れるようなメッセージです．私たちは，植物を育てるのと同じように，心や感受性にも水やりを怠ってはいけないという戒めでもあります．

　感受性とは自然に豊かになるものではなく，ていねいに育むもののようです．皆さんにとっての水やりはどのようなものでしょうか？　音楽，映画，演劇，読書，旅行，食事，スポーツなど感情を揺さぶられるようなものであれば，どのようなものでもよいと思います．

● 感情をみがく

"なんといっても生きがいについていちばん正直なものは感情であろう."

（神谷美恵子『生きがいについて』[3]より）

◎ NURSE

　前述したコミュニケーションスキルトレーニングには必ず，**感情に配慮することの重要性**が強調されています．中でも **NURSE** は，感情に対処する際に有用なスキルです．Naming（命名），Understanding（理解），Respecting（承認），Supporting（支持），Exploring（探索）と，具体的に5つの技法が明確にされています[4]（Chapter 1 表3）．患者さん・ご家族から感情が表出された際に，私たちが戸惑うことなく対処するための手がかりです．

　個人的には，このネーミングが NURSE とされたことを少し残念に思います．なぜならば，このようなスキルは看護師に限定されるものでないからです．医師をはじめ多くの職種が感情と向き合うことを強いられていますが，心理職以外は適切に対処するためのトレーニングを受けていないのではないでしょうか．

　NURSE に関しては，あらゆる職種が学ぶべきものであると思います．しかし，私は NURSE を含めた既存のコミュニケーションスキルトレーニングに2つの疑問を感じています．

7

心をみがく

JCOPY 498-02290

◎ コミュニケーションスキルトレーニングにおける疑問（その1）

1つ目の疑問は感情の名前についてです．NURSE の第1歩は Naming ですが，皆さんは**感情の名前**をいくついえますか？　できるだけ多くあげてみてください．嬉しい，楽しい，悲しい，寂しい，怒り，辛い，などはすぐにあがってくることでしょう．20個ぐらいあげることができれば，多いほうかも知れません．

◎ プルチックの感情の輪

ロバート・プルチック博士が提唱した**感情の輪**というものがあります（図1）[5]．心理学を学んだ方はご存じのことでしょう．これは8つの基本感情（喜び，信頼，恐れ，驚き，かなしみ，嫌悪，怒り，期待）と強弱派生する 16 の感情，そして8つの応用感情から構成されています．すなわち，計 32 の感情がとりあげられています．

基本感情には相互関係があり，喜び ↔ 悲しみ，信頼 ↔ 嫌悪，恐れ ↔ 怒り，驚き ↔ 期待などのように対になっています．感情にはそれぞれ強度差があり，恍惚＞喜び＞平穏などのように中央にあるほど強い感情となります．

◎ 感情に関する語彙を増やす

ここで，もう一度プルチックの感情の輪をよくみてください．これで十分でしょうか？　このほかの感情は思いつきませんか？　例えば，モヤモヤ，イライラ，ワクワクとかはどうでしょうか？　これらの感情を表す言葉は日常よく使っているはずですが，ほかの言葉に置き換えることはできるでしょうか．イライラは苛立ち，ワクワクは期待に近いのかもしれません．モヤモヤはピッタリ合う言葉がみつかりません．感情表現は人によってさまざまですし，時代や地域によっても変わってくると思います．感情の名称は，まだまだたくさん存在します．**感情を表現する語彙を増やす**ことで，私たちは感情をさらに微細に認識できるようになります．

JCOPY 498-02290

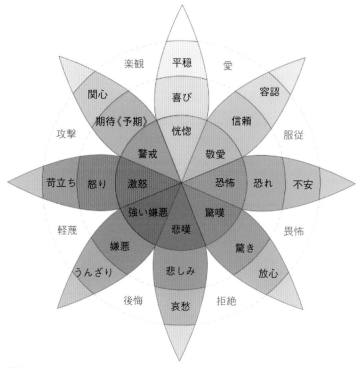

図1 プルチックの感情の輪

(Freedman J. At the Heart of Leadership: How To Get Results with Emotional Intelligence. 4th Ed. Revised & Updated. Six Seconds; 2020. p.158[5])

◎ コミュニケーションスキルトレーニングにおける疑問（その2）

　　　もう1つは，さらに大切なことです．NURSE で取り扱うのは患者さん・ご家族の感情です．しかし，コミュニケーションの中では，私たち自身も何らかの感情を感じているはずなのです．**私たちは，コミュニケーションの中に自分自身をもち込んでいます**[6]．余裕があって思いやりに充ちた自分，時間がなくて慌てている自分，私生活で悩みがあってイライラしている自分，患者さんの話を聴いているうちに悲しくなってしまった自分です．対話をしているまさにその時に，**自らの中にある感情に気づくことを忘れています**．平静さを装うことで，最高の自分ではなく非人格的な自分をもち込むことになってしまいます[6]．

◎ 感情リテラシーを高める

　　患者さんとの対話だけで感情に注意を向けるのではなく，感情を表現する語彙を増やし，日常の中で自他の感情を言葉にする習慣を身に付けることは，**感情リテラシーを高める**ことにつながります．例えば，日記をつけながらその日の感情を思い出すことや，感情がわきあがってきたときにメモをとるなどの簡単なものから，書籍やセミナーなどから学ぶこともできます．さまざまなアプローチがありますので，自分に合った感情みがきを探してみてはいかがでしょうか．以下に，ヒントとなるものを少しご紹介します．

● Non-violent communication（NVC）

　　マーシャル・ローゼンバーグ博士が提唱した考え方で，非暴力的コミュニケーション，あるいは共感的コミュニケーションともよばれています．ローゼンバーグ博士はカール・ロジャーズ博士の下で研究を行い，暴力に代わる平和的な選択肢を提供する**新しいコミュニケーションのかたちである** NVC を開発しました[7]．「NVC 人と人との関係にいのちを吹き込む法」の中で紹介されている感情は，なんと 245 にもなります．

◎ 感情の源にはニーズがある

　　NVC の特徴は，**感情を明確にして，感情の源にある個人のニーズ**（大切にしているもの，価値観，求めているものなど）を探求することです．ニーズが満たされたとき，あるいは満たされなかったときに，私たちは感情が表出すると考えられています．

　　涙は最もわかりやすい例です．涙が流れるのは，つらい，悲しい，苦しい，悔しいなどの感情がベースにあって，これは**ニーズが満たされていない**ときです．一方で，嬉しい，感激した，興奮したなどの感情を伴った涙は嬉し涙に変わります．これは，**ニーズが満たされたからです**．

JCOPY 498-02290

◎ 感情を手がかりにニーズを探索する

　　NVC 的な観点では，感情は樹木の幹，葉，花の部分ですが，地中にはニーズという根が隠れていることになります．そして，自分や他人に感情が出てきたときに，そのニーズは何かを深く掘りさげることで，本当の自分や他人とわかり合えると考えられています．

　　それなりのトレーニングが必要なのですが，この考え方はがん診療という医療現場でも役に立つと考えています．私自身はまだ学びの端緒についたばかりですので，ここで十分な説明ができるレベルではありません．しかし，NVC と出会って初めて相手に寄り添う，相手の気持ちに寄り添うということの本質を少し理解できた気がします．

　　NVC は，知識を身に付けるだけでは不十分です．日常の些細な**自他の感情**を大切にしながら，時間をかけて体得していくというイメージです．興味がある方は，著書，YouTube などを参考にしてみてください[7〜9]．オンラインの体験プログラムなどにも，参加してみてはいかがでしょうか．

◎ ZEN タイル

　　遊びながら感情リテラシーを高める方法もあります．福井県越前市のボードゲームデザイナー川口洋一郎さんが制作した**ZEN タイル**というボードゲームがあります[10]．

　　愛，癒，悲などの漢字一文字が書かれた 20 個のタイルを 24 時間のスケールの上に並べ，1 日を振り返って自分の感情を客観視することができるユニークなゲームです（図2）．試してみると，何気ない 1 日でも実は多くの感情を味わっていたことがわかります．ぜひ，試してみてはいかがでしょうか．

　　実はこの ZEN タイル，患者さんに試してみたことがあります．スケールを誕生日から今までの人生の時間軸と見立てて 1 枚のタイルをめくり，最も思い出深いときに置いてもらいました．悲は戦争，愛は結婚，独は配偶者との死別など，患者さんのライフレビューをするきっかけになるかもしれません．

7

心をみがく

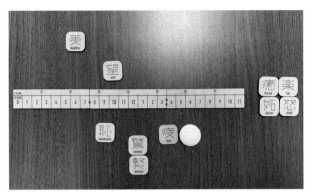

(図2) ZEN タイル

● 共感

　共感（empathy）とは何でしょうか．広辞苑によると，他人の体験する感情や心的状態，あるいは人の主張などを，自分も全く同じように感じたり理解したりすることです（表1）.

　スタンフォード大学のジャミール・ザキ博士は，共感とは1つのものではなく，気持ちを共有すること，人の気持ちについて考えること，配慮することなど，**人が人に対して示すさまざまな反応を包括的に指す言葉**であると言っています[11]．

　マイクロソフト社のCEOであるサティア・ナデラ氏は，イノベーションに関して最も重要な要素は**共感力**であると語ったそうです[12]．対人援助の最たる医療分野においても，**共感力**はもっと注目されるべきなのではないでしょうか．

　人類学者，仏教指導者，社会活動家であり禅僧でもあるジョアン・ハリファックス博士は，共感を**身体的共感，情動的共感，認知的共感**の3つに分類しています[13]．

　身体的共感は他者の身になったときに感じる身体感覚です．他人が痛みを感じていることを認識すると，脳の同じ領域が活性化することが脳科学的にも証明されています[14]．

　情動的共感は，他者の感情的な経験を共有するもの，一般的な意味で

JCOPY 498-02290

の共感に相当します.

認知的共感は，他者視点取得（perspective taking）や読心術として知られ，他者の視点を通じてものごとを見て，他者の立場に立って，他者の身に乗り移るような能力といわれています[13]．しかし，共感は**共感疲労**や**燃え尽き症候群**の原因となりうることも指摘されています.

● がん診療における共感

患者さんも医師も，共感というものは大切であると考えているようですが，どのように共感を評価するかという点については患者さん側の視点がないといわれています．患者さんは医師のどのような行動に共感してもらえたと感じるのかをまとめた，最近の研究結果をご紹介しましょう（表2）[15]．**人間関係への配慮，全人的な配慮，コミュニケーション，医師の特性**，そして**施設のリソースとケアのプロセス**の5つに大別されています.

いずれも非常に多くの示唆に富んだ例が記載されており，ここまで本書で述べてきたこととも重複することが多々見受けられます．特にコミュニケーションスキルトレーニングにはとりあげられていない，**気づかい・コンパッション・態度**など大切な要素まで網羅されています．患者さん側からの**共感のあり方**は，私たちのコミュニケーションの規範になりえます．すなわち，共感をみがくことが，医療現場のコミュニケーションを上達させる近道であるともいえるでしょう.

● 感情の区別化

職業にかかわらず共感や共感力というのは，簡単なようで実は難しいことであると思います．相手の感情がわかったとしても，どのように対応すればよいのでしょうか．悲しんで涙を流している人を前にして一緒に泣くとき，あるいは，楽しそうな人と一緒に笑うとき，私たちは共感しているといえるのかもしれません.

医療現場ではどうでしょうか．米国では，患者の医師に対する怒りと，その結果として起こされる訴訟のほとんどは**医師の共感と真のコミュニケーション不足**に起因するそうです[16]．もし，がんと診断された患者さ

表2 患者が共感的であると考える医師の行動

カテゴリー	サブカテゴリー	代表的な例
関係性への感度	一般的なこと	・私の状況に敏感である ・私の立場になって考えてくれる ・サポートしてくれる
	傾聴	・悩みを聴いてくれる ・注意深く聴いてくれる ・私の質問に耳を傾けてくれて，助かる
	気遣い・コンパッション	・興味と関心を示し，率先して私を受け止めてくれた ・個人的な質問をするときの気遣い/配慮 ・患者への配慮を示す
	リスペクト	・私の時間を大切にしてくれた ・質問に説明し，気遣ってくれた ・診断を重んじるとき，医師は共感的であると思う
全人的なことの重視	最も重要なことへの配慮	・生活のあらゆる面で，私が病気にどのように対処しているのかを尋ねてくれる．仕事，家族など ・私が楽になるためにできる限りのことをしてくれた ・過去の会話や診察の詳細を覚えている
	理解	・患者の生活に関わる悩みを理解するために時間をかけてくれる ・過去の問題を理解し，それが現在の出来事とどのように関連しているかを理解してくれる ・患者の出身地を把握してくれる
	感情への配慮	・私の準備ができる前に説得しようとするのではなく，私のネガティブな感情を認めてくれたとき ・患者の行動の感情的側面を認識する ・患者の感情に同意しつつ，患者の治療を妨げない
コミュニケーション	非言語的コミュニケーション	・Engagement（関与）と investment（投資）を示すボディランゲージ；身を乗り出す，笑顔，思いやりのあるまなざし，直接目を合わせる ・顔の表情，手振り，癖 ・まるで聞いて理解したかのようにうなずく
	手技的な（procedural）コミュニケーション	・他に何かできることはないかと尋ねる ・医師が私の言葉を使い，私が言うことを示してくれるとき ・点滴の準備中に私を傷つけたと感じたら謝ってくれる
	情報共有	・検査結果を包括的に共有する ・堂々巡りの話し合い ・私が馬鹿にされたと感じたり，何を言っているのか理解できないような気分にさせることなく，医師が時間をかけて説明してくれたとき
医師の特性	アクセス	・連絡/緊急時の連絡先を確認する ・疑問が生じたときにいつでも対応できる ・オンラインや電話で質問に答えられる
	能力	・効果がなかった過去の治療の効果も取り入れてくれる ・フォローアップ，有言実行
	態度	・偏った判断をしない ・誠実で親切 ・必要に応じて，フレンドリーで明るく，あるいは思いやりがある
施設のリソースとケアのプロセス		・ティッシュが手元にある ・医師間のチームワーク ・時間厳守

(Sanders JJ, et al. Cancer. 2021; 127: 4258-65[15])

JCOPY 498-02290

んとともに泣いてくれる医師がいたら，それはすばらしいことかもしれません．せっかく治療がうまくいったと思っていたのに，再発や転移をみつけたときに心底がっかりしていた医師を何人もみたことがあります．

医学教育の基礎を築いたウィリアム・オスラー博士は**平静の心**を大切にすることを説きました[17]．しかし，私たち医師も人間です．診療中に悲しくなったり，つらくなったり，あるいは不快になったりすることは日常茶飯事です．それでも患者さんの前で感情を露わにしたり，動揺したりすることはできない慣習があるように思えてなりません．もっとも，怒ってしまう医師は決して少なくはないようですが……．腫瘍内科医の生活には悲しみが浸透していることが明らかにされています[18]．

燃え尽き症候群の有病率は，腫瘍内科医 35%，放射線腫瘍医 38%，腫瘍外科医 28〜36%であるとされています[19]．すなわち，がん診療に携わる医師の 3 人に 1 人は**バーンアウト**してもおかしくない状況にあるのです．この状況では，患者さんの感情に眼を背け，これまで話してきたような聴き方や話し方をするどころではなくなってしまうことでしょう．

医師に限らずですが，医療従事者は仕事で感じた悲しみを自分の生活に持ち込まないようにするために，心理的防衛機制である**感情の区別化**（compartmentalization）をすることがあります．これは，自分の中に対立した思考や感情が，分離された状態で保たれることをいいます．しかし，この方法は役に立たないこともわかっています[19]．米国内科医のダニエル・オーフリは，**感情を常に意識すること**，患者との対話で**自分の感情をどのように取り込んだらよいかを知っておく**必要性を説いています[15]．

● コンパッション（compassion）

感情のリテラシーを高め，患者さん・ご家族に共感することができたとしても，共感疲労に陥る可能性があります．その結果，医療の現場から距離をおかざるをえなくなった仲間を私も大勢見てきました．では，どうすればよいのでしょうか．ヒントは，共感のさらに上にありました．

前述したハリファックス博士は，共感よりも高次の概念として**コンパッション**（compassion）の重要性を説き，それを育む方法を伝えてい

ます．日本語では思いやりや慈悲と訳出されることが多いのですが，それだけでは十分ではないようです．語源を調べてみると，com（ともに）＋passion（情熱）という説と，com（ともに）＋pati（苦しむ）という説がありますが，後者のほうがピッタリきます．

　ハリファックス博士は，**コンパッション**とは，**自分であろうと他者であろうと，その悩みや苦しみを深く理解し，そこから解放されるよう役に立とうとする純粋な思い**であると述べています[13]．TED Women 2010に博士のcompassionに関するスピーチが邦訳つきで紹介されていますので，是非ご覧ください[20]．

　共感という言葉とも，明確に区別されています．共感は，**他者の内面を感じること**（feeling into another）ですが，コンパッションは**他者のために感じること**（feeling for another）です[13]．別の言い方をすると，共感は**他者との感情の共有**（the sharing of affect with others）であるのに対して，コンパッションは**他者への関心と他者の幸福に貢献するという動機**（the concern for others and motivation to benefit the welfare of another）です[21]．

● GRACE

　コンパッションは育むことやみがくことができます．ハリファックス博士は，医療従事者など対人援助職を対象に，コンパッションを育むための2泊3日のトレーニングプログラムである**GRACE**を開発しています（Chapter 1 表3）．

・Gathering our attention（注意を集める）

　この瞬間にしっかりと落ち着いていられるかということです．

・Recalling our intention（意図を思い出す）

　なぜ私はここにいるのかを思い出すことです．対話の中で自分の役割を忘れてしまうことはないでしょうか．こちらから話をするための時間なのか，相手から話を聴くための時間なのかということを意識していることが大切です．マインドフルでいることともいえるでしょう．

JCOPY 498-02290

- Attuning to self and then other（自らと調子を合わせ，それから相手と調子を合わせる）

　NLPなどで用いられているラポール（信頼関係）を築くためのスキルであるキャリブレーション（自他の状態を見分ける）やペーシング（相手の言語や非言語に合わせて会話をする）に相当すると思います．

- Considering what will serve（何が役立つか考える）

　自分の言葉や行動，情報，他者の協力などが必要なのかを考えることです．

- Engaging and then ending the interaction（実行し，それから関わりを完了する）

　実際の行動と終了することです．

　コンパッションは外から新たに取り入れるものではなく，元々私たちに内在しているものを育てみがきあげるものであると私は思っています．読書やプログラムに参加することは，みがき方を学ぶことにすぎません．油断していると錆びついてきますので，常にみがき続けることが必要です．機会があればプログラムを受講していただくとよいと思いますが，書籍や国内の研究会を通して情報を得ることもできます[13,22,23]．

◎4つの実践

　さらに，博士は簡単な4つの実践を提案しています．

> 　最も簡単な1つめは，身体に意識を集中させて，しっかりと地に足をつけ（グラウンディングさせ），身体的な感覚とつながる力を向上させることです．2つめの実践は，傾聴．3つめは，自分の共感的な反応を取り仕切れるようになること，4つめは，想像力を養って，他者化してしまいがちな相手を人間として捉えなおすことです．

（ジョアン・ハリファックス『Compassion 状況にのみこまれずに，本当に必要な変容を導く，「共に居る」力』[13]より）

　私が，グラウンディング（grounding）として実践していることは，外来診察室で患者さんが入退室するたびに**椅子から立ちあがること**で

す．体をみがくでも触れましたが，患者さんを診察室に迎え入れる際に立ちあがることは，敬意を示すこととグラウンディングの両方に役立ちます．また回診中であれば，病室のドアをノックする前に**床から自分が支えられている**ことを意識します．いずれもわずか数秒のことですが，自分自身の思考や感情をリセットすることができます．

● ゴールデンサークル

GRACE の recalling our intention と似ている考え方があります．それは，サイモン・シネックが提唱する**ゴールデンサークル**です（図3）[24]．

私たちが患者さん・ご家族に何かを提案するとき，一般的には，① の流れ（what → how）が多いです．例えば，「標準治療として〇〇療法をおすすめします」「できるだけ副作用を抑えながら，治療を行っていきます」のようにです．通常の診療場面であればこれでも十分なのでしょうが，より質の高い提案をするには ② の流れ（why → how → what）がよいかもしれません．

◎ ゴールデンサークルを臨床に活かす

このゴールデンサークルを意識した説明を具体的な場面で考えてみましょう．

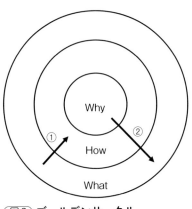

図3 ゴールデンサークル

JCOPY 498-02290

抗がん治療をすすめるがん治療医

「私たちは，○○さんがこれからの人生を大切に生きていただくことを願っています」

「これまでと同じような生活を送りながら，がん治療を継続できることを考えています」

「そのために○○さんには，こちらの治療を一番おすすめしたいのです」

オピオイド鎮痛薬をすすめる緩和ケア医

「私たちは，○○さんが希望や日常を取り戻せるように協力をしたいのです」

「まずは，その痛みを少しでも減らすことを考えてみてはどうでしょうか」

「そのような理由から，○○さんにこの痛み止めをおすすめしたいと思います」

緩和ケア病棟について説明する看護師

「私たちは，ここで○○さんらしく過ごしていただけることを願っています」

「つらさを少しでも和らげ，○○さんが納得できる生活をサポートします」

「個室なのでご家族との面会もしやすいです．介助浴槽も利用することができます」

オピオイド誘発性便秘症の治療を促す薬剤師

「○○さんが，元気だった頃と同じように生活できることを常に考えています」

「痛みの治療をしながら，便秘の治療も併せて行うほうがよいのではないでしょうか」

「この薬を1日1回服用していただくことをおすすめします」

Why から伝えることは, recalling our intention（意図を思い出す）に
つながります. 私たちは, 自分が何者なのか, なぜ目の前の患者さんを
サポートしようとしているのかを思い起こすことが重要です.

単に仕事だから, 職種だから, 資格をもっているからという理由だけ
では, 燃え尽き症候群につながる可能性があります. 自らの意図や立ち
位置を思い出すことで, 次のステップに進むことができます. 患者さん
たちも, どうして医療従事者がすすめるのかが理解できれば, その治療
やケアを受け入れやすくなるのではないでしょうか.

● 共感力の評価

共感力の評価方法として, 医学生を対象としたツールに Jefferson
Scale of Empathy があります. 日本語版は岡山大学の片岡仁美先生が作
成されています[25]. 表3 に示したような計 20 項目について, 1 点（全
く同意しない）から 7 点（全くその通りである）の自記式評価方法です.

興味深いことに, 米国医学生を対象とした研究では, 共感力は 1 年時
に最も高く, 3 年時に低下するそうです[26]. 原因としては, ロールモデ
ルの不在, 習得しなければならない医学知識の増大, 時間的な重圧, 患
者や医療を取り巻く環境などがあるようです.

ちなみにこの論文のタイトルは, "The devil is in the third year"（悪
魔は 3 年目にいる）です. 皆さんの身の回りにはいませんか？ 学生の
頃はとても優しくて思いやりのある人であったのに, 働き出してから急
に人が変わってしまったような人が.

とても残念なことであると思います. **感情の区別化**, **共感疲労**などか
ら燃え尽き症候群に陥らないためにも, 医療現場におけるコミュニケー
ションはもっと重要視されるべきであると考えます. 私が本書を著した
理由の 1 つが, 本当はよい人なのに対話が上手でないために周りとうま
くやっていけない人をたくさん見てきたことです. 一言で言うと, **もっ
たいない**のです. ほんの少しのことを意識するだけで, まったく違う世
界が広がってくるはずです.

JCOPY 498-02290

表3 Jefferson Scale of Empathy（HP-Version）

1（全く同意しない）〜7（全くその通りである）

1	担当患者及び家族がどのように感じているかということを理解することは，内科的，外科的な治療に影響を及ぼさない．	11	患者の病気は内科的，または外科的治療のみによって治癒しうる．従って，担当患者と情緒的な心の結びつきを持つことは，内科的，外科的治療に著明な影響を与えない．
2	私が担当患者の気持ちを理解したら，担当患者はより快適と感じる．	12	患者に対し彼らの私生活において何が起こっているかを尋ねることは，患者の身体的訴えを理解するために役に立たない．
3	私にとって担当患者の視点に立って物事を見ることは難しい．	13	私は，担当患者の言葉にはでてこない手がかりやボディランゲージに注意を払うことによって，彼らの考えていることを理解しようとしている．
4	担当患者のボディランゲージを理解することは，治療者-患者関係において言葉によるコミュニケーションと同じくらい重要であると思う．	14	私は，内科的疾患の治療において感情の入る余地はないと考える．
5	私はユーモアのセンスがあり，それはより良い臨床的結果をもたらすと考える．	15	共感は治療の技能であり，それなしでは治療の成功には限界がある．
6	人はそれぞれに異なっているので，自分の患者の視点で物事を見ることは困難である．	16	担当患者との関係において重要な構成要素となるのが担当患者及び家族の感情の状態を理解することである．
7	私は病歴聴取の際や身体的健康状態について尋ねる際に，患者の感情に留意しないようにしている．	17	より良いケアを提供するために，私は患者と同じように考えるよう努めている．
8	担当患者の個人的な経験に心を配ることは，治療結果に影響を及ぼさない．	18	私は担当患者やその家族との間の強い個人的なきずなによって影響を受けることを自分自身に許さないようにしている．
9	私は担当患者に治療を行う際，彼らの視点で物事をとらえる努力している．	19	私は医学と関係ない文学作品の読書や芸術が好きではない．
10	私の患者は，彼らの気持ちを私が理解することは，そのこと自体で治療効果があると評価している．	20	私は，内科的または外科的治療において共感は重要な治療要素であると考える．

（片岡仁美．日内会誌．2012；101：2103-7[25]）

column 3 チューニング

楽器を演奏したことがある方は多いと思います．一人だけで演奏するのであれば
よいのですが，オーケストラやバンドなど複数の楽器で演奏する場合にはチューニ
ングが欠かせません．弦楽器，管楽器，打楽器を問わず，演奏の前には必ず行って
います．

私たちが対話する際にも大切であって，本書における観察力で相手の感情や考え
を把握して，それに合わせるために自分自身の感情，言葉や態度を整えることが必
要です．これは，**GRACE** でいうところの **Attuning to self and then other**（自らと
調子を合わせ，それから相手と調子を合わせる）にほかなりません．

私の趣味は沖縄三線（図4）です．長年続けていてもなかなか上達しないのですが，
病棟のイベントなどで時々演奏する機会がありました．ギターやウクレレなどのあ
らゆる弦楽器に共通していることですが，気温，湿度，場所などの環境によって弦
のテンションは影響を受けます．また，直前までかかっていたテンションを変えて
も，演奏中に弦が元の状態に戻ろうとする慣性が働きます．三線はドファドが基本
の音階であり，一弦を弾くと残りの二弦が共鳴します．通常はチューナーを用いて
チューニングをしますが，独りで演奏するのであればチューナーは不要です．

コミュニケーションはチューニングの連続です．3本の弦は，自分，患者さんやご
家族，あるいは同僚でしょう．相手の弦は変えられませんので，自分の弦の調子を
変えてチューニングすることになります．少し変えてみて，相手の弦をいかに共鳴
させることができるかどうかが腕のみせ所になります．ベストなチューニングがで
きたとき，患者さん・ご家族，同僚が共鳴し合います．

まずは，対話の前に自分自身の体調や感情のチューニングをし，対話中において
は共鳴を意識しつつ微調整を行ってみましょう．きっと，どこかで響いたというこ
とがわかるようになると思います．

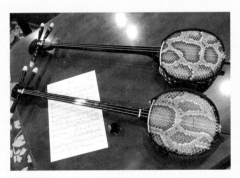

図4

● 人は変われる

　人は変えられない，変わらないという言葉をよく耳にします．本当でしょうか？

　日本の腫瘍内科医を対象とした研究では，若い医師ほど共感的な行動をとることが明らかにされています[27]．「若い頃は新しい知識を取り込んで，自分を変えることにチャレンジできるけど，年齢や経験を重ねていくと共感力なんてそう簡単には変えられないよ」と，思っていませんか？

　自分や家族が病を患ったとき，すばらしい話を聞いた後，感動的な体験をしたとき，私たちは共感力のある存在になります．しかし，問題は長続きしないことです．ジャミール・ザキ博士はこれを筋肉の速筋線維に喩えていて，大切なことは共感の遅筋線維を鍛えることであると言っています[11]．一時的に共感やコンパッションを高めるだけでなく，高い状態を維持することが重要です．

　このことを最初に科学的な手法で実現したのが，マックス・プランク認知神経科学研究所のタニア・シンガー博士です．長期間のトレーニングを受けると，**感情リテラシー**や**共感力**が高まり，共感やコンパッションに関連する領域において大脳皮質の肥厚が認められたそうです[21]．これは，neuroplasticity（**神経可塑性**）とよばれています．

　長期間のトレーニングが無理だという方にも朗報があります．ザキ博士は，**共感力は伸ばせると信じることが，共感力を伸ばす効果的な方法**であると述べています[11]．私たちは，自分の共感やコンパッションに意識を向けるだけでも変われる可能性があります．

● 直感を大切にする

> **"唯一の本当に価値あるものは直感だ."**
>
> 　　　　　　　　　　　　　　　　　―アルベルト・アインシュタイン

　コミュニケーションに限らずですが，医療現場でも**直感**（intuition）

を活用している人は多いと思います.

　私の知り合いに，国産初の手術支援ロボット hinotori の開発に携わった山口雷藏先生（神戸大学教授）がいます．先生は元々泌尿器科医ですが，難しい手術の時にここで止めたほうがよいのか，もう少し進めたほうがよいのか迷ったときに頼りになるのは自分の手を通して得られる**直感**と言っています．この感覚だけはロボットではどうしても再現できないそうです．

　予後が時間から日の単位で終末期の患者さんの診療に携わる緩和ケアの専門家も，**直感を頼り**にしているという報告もあります[28]．ちなみに直感の英語には gut feeling という言葉もあるそうです．第2の脳といわれている**腸で感じる**という表現がユニークです．

　ここで思い出していただきたいのですが，Chapter 3で，SURETY のお話をしました[29]．Yは何であったか覚えていますか？　そう，your intuition（自分の直感）です．

　コミュニケーションにおいて直感が働くというのは，どのようなことでしょうか．1つは，前にも触れましたが，**言葉と話し方と表情や態度が一致していないことに気づく**ことです．そのためには，少なくとも目と耳を相手に集中させていなければなりません．

　もう1つ，直感が働くことがあります．それは，**相手が言おうとしていることが自然にわかる**ということです．コラム2「脳と脳が直接対話する？」でもご紹介した direct brain-to-brain communication も影響しているのかもしれません．

　家族，友人，恋人など親しい関係性にある人との会話の中で，こんなことが言いたいのではないかなと頭の中に浮かんできたら言葉にしてみてください．自分が考えていたことや感じていたこと，あるいは言語化できないことを聞き手が言葉にしてくれると，話し手は理解してもらえたと思うことでしょう．少しずつでも練習しておくと，患者さんが次に何を言おうとしているのか，あるいは本当に言いたいことがわかることがあります．

● 五感をみがく

　視覚，聴覚，嗅覚，味覚，触覚の五感をみがいてみるのもよいかもしれません．さまざまなトレーニング方法があると思いますので，試してみて自分に合っているものを続けてみるとよいと思います．私は，精神科医である神田橋條治先生の**五感イメージ・トレーニング**を続けています[30]．これは，あるものを思い浮かべて，すべての感覚を想起させるという方法です．

　あるセミナーの合宿に参加したとき，先生とたまたま露天風呂にご一緒させていただいたのですが，こんなお話をされました．「五感トレーニングの一番よい方法は，食べ物なんだよ．特に和食が一番よい．目の間に並べられた料理を思い浮かべる．次に器や箸の手触りや音，食べ物の匂い，そして口の中に入れたときの感触や味を思い出して，最後に飲み込む．1つ1つを味わいながらやってみるといいよ」と，教えていただきました．

　はたしてどこまで身に付いているか自信はありませんが，今でも続けていますし，食事をするときに1つ1つの動作や感覚を意識しながら食べるようにもなりました．これはいつでも気づいていることであって，いわゆる**マインドフルネス**に通ずるかもしれません．

　患者さんと対話をしているときにも注意が逸れてしまうことがありますが，逸れている自分に気づくことができれば，再び意識を集中させることができます．このような時に五感トレーニングはとても役に立つ気がしています．

　ちなみに，神田橋先生は凄い先生でした．このセミナーでは，実際の事例をじっくりと検討していたのですが，発表者が患者さんの状態を説明している間に先生の脳裏には患者さんのリアルな映像が浮かんでいたようなのです．発表者しか知らないことまでも言いあててしまうことがあり，まさに**見えていた**のだと思います．

● マインドフル・コミュニケーション

　マインドフルネスという用語は，マサチューセッツ大学のジョン・カ

バットジン教授が定義しました[31]. 一言で言うと, **気づいていること**です. 仏教に八正道という教えがあります. 正見, 正思惟, 正語, 正業, 正命, 正精進, 正念, 正定というものですが, マインドフルネスは**正念**に相当するそうです. 正念とは, 常に今現在の内外の状況に気づいた状態でいることです.

　マインドフルネスはどのように身に付けることができるのでしょうか？　医師向けにはマインドフルネス瞑想, 自己認識のエクササイズなどを含めた8週間のマインドフル・コミュニケーションのプログラムがあります. このトレーニングを受けた医師は気分が安定し, 患者さんにより共感を示すようになったという報告があります[32].

　長期間のトレーニングを受けることはハードルが高いことでしょう. もう少し簡単にできるマインドフル・コミュニケーションの方法を（表4）にご紹介します[33].

（表4）マインドフル・コミュニケーションの方法

考察する（Consider）	・五感（見る, 聞く, 味わう, 触る, 嗅ぐ）のうち, どの感覚を最も意識していますか？ ・どの感覚が一番強いですか？
観察する（Observe）	・患者さん・ご家族にとって, 自分たちの気持ちを言葉にすることは難しいですか？ ・患者さん・ご家族は自分たちの感情を説明したり, 言葉にすることに苦労していますか？
振り返る（Reflect）	・私が聞き上手であることを, 患者さん・ご家族・同僚に伝えるにはどうしたらいいでしょうか？ ・私のやり方にどんな小さな修正を加えれば, この経験をより耐えられるように, あるいはより良くすることができますか？ ・私はどのようにして, 患者さん・ご家族・同僚を唯一無二の存在として認めましたか？
調べる（Examine）	・あなたの臨床の仕事と責任をリストアップしましょう. ・仕事中に30秒間立ち止まる時間（pause）をみつけましょう. ・3回深呼吸をして, 仕事や患者さん・ご家族・同僚に対する気持ちや現在の意識状態を考えてみましょう.

（Prince-Paul M, et al. Semin Oncol Nurs. 2017; 33: 475-82[33]）

JCOPY 498-02290

ⓒⓞⓛⓤⓜⓝ 4　キャリブレーション

　私たちはさまざまな機器に囲まれるようになりました．おそらく今皆さんには，パソコン，プリンター，モニター，スキャナー，スマートフォン，デジタルカメラなどいずれかが目に入るでしょうし，医療現場には心電図や脳波の測定機器，CTやMRI装置など枚挙にいとまがありません．これらの機器に共通していることがあります．それはキャリブレーションです．機器には偏りが生じることがあるため，標準値を得るために調整する必要があります．日本語では，較正，校正ともいわれます．

　私たちの五感はどうでしょうか？　おそらく偏りだらけなのではないでしょうか．そのためには患者さんに対する偏見をなくし，ジャッジをせず，まずはありのままを受け入れる姿勢が大切なのでしょう．人間関係における標準値なるものは存在しないと思いますが，本書の中で紹介してきたようなスキルやツールの用い方にズレはないかどうか，常に確認し続ける必要があるでしょう．

● Pause

　　Pause は，さまざまな領域で注目されています．バージニア大学では2009年に medical pause というものが導入されました[34]．これは，患者さんの死後に，救われなかった命に敬意を表し，死の経過を熟考し，不敬になりがちな環境に神聖なものを取り入れるために短い時間を確保することです．

　　オーストラリアにあるゴールドコースト病院のスピリチュアルケアサービスではこの考え方をさらに発展させ，難しいコミュニケーションの前に compassionate pause を実践しているようです[35]．彼らは，静止して気づくこと，体の感覚や感情に注意を向けること，思いやりのモチベーションを活用すること，そして知恵を働かせることを提案しています．

　　患者さん・ご家族と話し始める前に，少しでもよいから立ち止まる時間をとって自分の感情や意識を眺めてみてはいかがでしょうか．前述したグラウンディングのように，外来診察室であれば椅子から立ちあがったとき，病室や在宅であればドアをノックする直前，カンファレンスで

症例検討を始める前の3秒など，いくらでもチャンスはあります．

● 己をみがく

　　ここまで，コミュニケーションにおける感情や共感に関することと，役立ちそうなツールなどを紹介してきました．しかし，これらはあくまでツールにすぎず，パソコンやモバイル端末などのソフトウェアやアプリケーションと同じです．どれだけソフトやアプリをたくさん導入しても十分ではありません．その理由は，オペレーティングシステム（OS）が古いままでは元も子もないからです．

◎ アップグレードを怠らない

　　モバイル端末のアプリがよりよい機能の追加やバグの修正のために，頻繁にアップデートされていることはご存じのことでしょう．Microsoft社のWindowsでは，OSが新たなものになるときには**アップグレード**という言葉が用いられます．私たち自身のOSもアップグレードする必要があるのです．

　　自分のOSをアップグレードするということは，自分をみがくことにほかなりません．先ほどの**compassionate pause**の提唱者であるLinks博士はこう述べています[35]．

　　コミュニケーションは技術であるが，単なる技術になってしまったら，人間らしさ（humanness）を欠いてしまう．

　　これらの技術を使いこなす人そのものが，人間味のある存在としてみがかれていなければならないという警鐘のように私には聞こえます．

◎ アップグレードするための方法

　　Chapter3〜7にかけて，心技体の3つの要素に分けてコミュニケーションの技法を考えてきました．しかし，結局はこれらの技法を通して自分をみがくことにほかならないのではないかと私は考えています．そのためにできることは何でしょうか．おすすめとしては，**メンターをみつける，読書をする，多くの人と話をする**，日頃から**瞑想やマインドフルネスを実践する，コーチングを受ける**，などがあります．今，世界中

JCOPY 498-02290

で最も注目を浴びている歴史学者ユヴァル・ノア・ハラリ博士は，自分自身の心を直接観察するための方法として**瞑想**の重要性を説いています[36]．

　メンターをみつけるのは，縁や運もありますので簡単ではないかもしれません．もしみつけられなくても大丈夫です．ある特定のことはこの人に，そのほかのことはこの人に学ぼうと考えればよいだけのことです．目の前の人のよいところ，自分よりも優れているところに注目することができれば，周りの人はすべてメンターであることに気が付きます．

　忙しくて読書ができない方にもおすすめがあります．それは，本の内容を紹介したり，書評をしている人を追っかけることです．私のイチオシは，静岡県東部で多くの飲食店を開業され，デザイン会社の社長でもおられる西原宏夫さんです[37]．2009年8月より毎日欠かさず，『**人の心に灯をともす**』というブログを書き続け，生き方・心のみがき方を模索しておられます．西原さんは年間400冊も読書をされているそうです．私は，毎朝必ず西原さんのブログに目を通します．時間にしてたったの3分程度ですが，毎日多くの学びをいただいています．西原さんは，あの稲盛和夫さんからも薫陶をお受けになっていたそうです．SNSのフォロワー数は，Facebook 2.1万人，アメブロ 1.8万人，メルマガ 1.1万人，ツイッター 8,000人，YouTube 2,000人で，note，LinkedIn や個人のFacebook なども含めると総計約6万人という凄さです．

◎ 人をみがくのは人 〔図5〕

　大工は鑿や鉋の刃を研ぎ，料理人は包丁を研ぐことを惜しみません．道具は使わなければ錆びてしまうからです．私たちも自分自身を研ぎ澄まし，みがき続ける必要があります．では，己をみがいてくれるものとは何でしょうか？　ダイヤモンドはとても硬いので，ダイヤモンドでしかみがけません．同じように，**人をみがくのは人**ではないでしょうか．

　結局のところ，私たちは患者さん・ご家族・同僚との対話を通して**自分みがき**をしているということにほかなりません．そのことが理解できれば，みがくときに痛みやつらさを伴うことは必然的なことであるという考え方にたどり着きます．

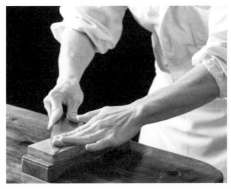

（図5）

◎ 医療従事者としての矜持

　　自分自身の存在意義がわからなくなるほど，つらくなるようなことに
遭遇することがあるかもしれません．しかし私たちが選んだ職業は，**他
者への貢献をしながら自分がみがかれていく**という尊い仕事であること
は忘れていただきたくないと思います．このことを意識しながら働くの
と，無意識で働くのとでは雲泥の差があります．大切なことは，医療従
事者としての**矜持**を自覚できるかどうかです．

　　皆さんが自分をアップグレードし，コミュニケーションスキルをアッ
プデートしつつ，一人でも多くの患者さん・ご家族を支える存在であり
続けることを願っています．

参考文献
1）坂村真民．坂村真民一日一言．東京：致知出版社；2006.
2）茨木のり子．自分の感受性くらい．新装版．東京：花神社；2005.
3）神谷美恵子．生きがいについて．東京：みすず書房；2004.
4）日本がん看護学会，国立がん研究センター東病院看護部．がん看護実践ガイド 患者
　の感情表出を促す NURSE を用いたコミュニケーションスキル．東京：医学書院；
　2015.
5）Freedman J. At the Heart of Leadership: How To Get Results with Emotional
　Intelligence. 4th Ed. Revised & Updated. California: Six Seconds; 2020.
6）Links M, Ayling T, Doran J, et al. A compassionate pause. Patient Educ Couns.
　2021; 104: 432-6.

7) マーシャル・B・ローゼンバーグ．安納　献，監修，小川敏子，訳．NVC 人と人の関係にいのちを吹き込む法．新版．東京：日本経済新聞出版；2018.

8) マーシャル・B・ローゼンバーグ．今井麻希子，鈴木重子，安納　献，訳．「わかりあえない」を越える―目の前のつながりから，共に未来をつくるコミュニケーション・NVC．島根県隠岐郡：海士の風；2021.

9) YouTube マーシャル・ローゼンバーグ NVC（非暴力コミュニケーション）入門編 https://www.youtube.com/watch?v=cj7aR6yxNfg［最終アクセス日：2022 年 6 月 7 日］

10) ちゃがちゃがゲームズ＠ふくい　https://chaga2.jimdofree.com/［最終アクセス日：2022 年 6 月 7 日］

11) ジャミール・ザキ．上原裕美子，訳．スタンフォード大学の共感の授業―人生を変える「思いやる力」の研究．東京：ダイヤモンド社；2021.

12) Jason A. Microsoft's CEO, Satya Nadella, Says This 1 Trait Is More Important than Talent or Experience. Inc. Best Workplaces　https://www.inc.com/jason-aten/microsofts-ceo-satya-nadella-says-this-1-trait-is-more-important-than-talent-or-experience.html［最終アクセス日：2022 年 6 月 7 日］

13) ジョアン・ハリファックス．一般社団法人マインドフルリーダーシップインスティテュート，監修，海野　桂，訳．Compassion（コンパッション）状況にのみこまれずに，本当に必要な変容を導く，「共にいる」力．東京：英治出版；2020.

14) Singer T, Seymour B, O'Doherty J, et al. Empathy for pain involves the affective but not sensory components of pain. Science. 2004；303：1157-62.

15) Sanders JJ, Dubey M, Hall JA, et al. What is empathy? Oncology patient perspectives on empathic clinician behaviors. Cancer. 2021；127：4258-65.

16) ダニエル・オーフリ．堀内志奈，訳．医師の感情　「平静の心」がゆれるとき．東京：医学書院；2016.

17) ウィリアム・オスラー．日野原重明，仁木久恵，訳．平静の心―オスラー博士講演集．新訂版．東京：医学書院；1984.

18) Granek L, Tozer R, Mazzotta P, et al. Nature and impact of grief over patient loss on oncologists' personal and professional lives. Arch Intern Med. 2012；172：964-6.

19) Shanafelt T, Dyrbye L. Oncologist burnout：causes, consequences, and responses. J Clin Oncol. 2012；30：1235-41.

20) ジョアン・ハリファックス．慈悲，そして共感の真の意義について．TEDWomen 2010．https://www.ted.com/talks/joan_halifax_compassion_and_the_true_meaning_of_empathy?language=ja［最終アクセス日：2022 年 6 月 7 日］

21) Valk SL, Bernhardt BC, Trautwein FM, et al. Structural plasticity of the social brain：differential change after socio-affective and cognitive mental training. Sci Adv. 2017；3：e1700489.

22) ジョアン・ハリファックス．井上ウィマラ，監訳 中川吉晴，浦崎雅代，他訳．死にゆく人と共にあること マインドフルネスによる終末期ケア．東京：春秋社；20015

23) GRACE JAPAN　https://gracejapan.org/about_grace/［最終アクセス日：2022 年 6 月 7 日］

24) TED Ideas worth spreading サイモン・シネック　優れたリーダーはどうやって行動を促すか　https://www.ted.com/talks/simon_sinek_how_great_leaders_inspire_

action/transcript?language=ja［最終アクセス日：2022 年 6 月 7 日］

25）片岡仁美．共感と医療について（エンパシースケールを中心に）．日内会誌．2012；101：2103-7.

26）Hojat M, Vergare MJ, Maxwell K, et al. The devil is in the third year：a longitudinal study of erosion of empathy in medical school. Acad Med. 2009；84：1182-91.

27）Kondo K, Fujimori M, Shirai Y, et al. Characteristics associated with empathic behavior in Japanese oncologists. Patient Educ Couns. 2013；93：350-3.

28）Domeisen Benedetti F, Ostgathe C, Clark J, et al. International palliative care experts' view on phenomena indicating the last hours and days of life. Support Care Cancer. 2013；21：1509-17.

29）Stickley T. From SOLER to SURETY for effective non-verbal communication. Nurse Educ Pract. 2011；11：395-8.

30）神田橋條治．精神療法面接のコツ．東京：岩崎学術出版社；1990.

31）ジョン・カバットジン．春木　豊，訳．マインドフルネスストレス低減法．京都：北大路書房；2007.

32）Krasner MS, Epstein RM, Beckman H, et al. Association of an educational program in mindful communication with burnout, empathy, and attitudes among primary care physicians. JAMA. 2009；302：1284-93.

33）Prince-Paul M, Kelley C. Mindful communication：being present. Semin Oncol Nurs. 2017；33：475-82.

34）Bartels JB. The pause. Crit Care Nurse. 2014；34：74-5.

35）Links M, Ayling T, Doran J, et al. A compassionate pause. Patient Educ Couns. 2021；104：432-6.

36）ユヴァル・ノア・ハラリ．柴田裕之，訳．21 Lessons；21 世紀の人類のための 21 の思考．河出文庫；2019.

37）西原宏夫．Facebook ページ　https://www.facebook.com/hiroo117

Chapter

8

実践編

本章の
ポイント
- ▶ 言葉, 表情・行動, 思考に分けて考える
- ▶ コミュニケーションスキルを活用する
- ▶ Dialog を用いて対話を分解する

　本章では, 仮想症例を基に実際の臨床場面を考えてみます. ここまで紹介してきたことを随所に散りばめて, わかりやすいように工夫をしてみました. (表1〜4)をご覧ください. 看護教育でも用いられているプロセスレコードに似ていますが, 言葉, 行動, 思考, 感情に分けてみました. 感情については, 医師・看護師が認識した患者さんの感情と自分たちが抱いた感情の両方を記載しています. さらにコミュニケーションスキルは SPIKES, SURETY, NURSE, REMAP, GRACE のどの部分に相当するのかを表 (dialog) にまとめています. すべてが正解というわけではありませんが, スキルをどのように用いるのか参考にしていただければと思います.

　これを用いて, 外来初診, がん治療導入, がん治療終了, 予後を尋ねられたときの4つの場面を考えてみましょう.

● 初めての外来

　徳田さんは60歳代の女性です. 1カ月前から食思不振があり, 近医で上部消化管内視鏡検査を受けたところ, 胃がんが疑われました. 今日は, 初めて岡本医師 (卒後3年目) の診察を受けます(表1).

（表1）初めての外来

話し手	言葉	表情・行動	考え	患者の感情	SURETY	SPIKES	NURSE	GRACE	自分の感情
医師	(看護師に対して)始めましょう。	椅子の位置を少し斜めにして距離を広げる。	今日は初対面なので、緊張を和らげることから始めてみよう。		SR	S		GR	落ち着き
看護師	(医師に対して)お呼びします。	自分の座る椅子を準備している。	今日は初診だし、胃がんが疑われているので、不安な気持ちでいっぱいかもしれないな。感情的になるようだったら、すぐに患者さんの隣に移動しよう。				NUS	GR	落ち着き
看護師	徳田さん、どうぞお入りください。	笑顔で迎え入れる。患者・夫と目線を合わせる。			E				思いやり
患者		緊張した面もち		不安					
医師	徳田さん、はじめまして。どうぞおかけください。	椅子から立ち上がり、迎え入れる。名前を呼ぶ。患者・夫と目線を合わせる。		緊張	E	E	NU	GA	安定
患者	はい、ありがとうございます。	ゆっくりと椅子に座る。							
医師	岡本と申します。よろしくお願いします。こちらは看護師の広田さんです。	笑顔 患者と夫が着席してから座る。		遠慮がち	R				オープンな
看護師		医師の後ろ側の椅子に座る。	患者さんとご家族の表情が見える位置に座ろう。	緊張		S		A	安定
医師	体調のほうはいかがですか?	リラックス	オープンクエスチョンがよいだろう。	心配	R	S			オープンな
患者	胃がんかもしれないと聞いてから心配で、全然眠れないし、食事ものどを通らないんです。	つらそうな表情							
医師	そうでしたか…(沈黙)。	共感のまなざし	かなりつらそうだな。	動揺		E	U	A	思いやり
患者	…	涙ぐむ							
看護師		患者の横に移動し、背中に優しく触れている。	がんと診断されて不安で悲しくなっているのは当然のこと。私にできることは、気持ちに寄り添うことかも知れない。	不安 悲しみ	T	E	URS	RC	慈しみ
医師	徳田さん、もしよろしければ、心配なことを私に聞かせていただいてもよろしいですか?		私がすべきことは、まず悩みを聴くことかもしれない。	不安定な		EP	E	RC	興味をもっている

全体を見渡してみていかがでしょうか？　感情やNURSEの項目が，意外と多く埋められていることにお気づきでしょうか．Chapter 7でも触れましたが，感情は患者さん・ご家族だけのものではありません．私たちはもっと自分の感情に敏感でいること，そして，その感情を大切にすることが求められていると思います．感情の表現には個人差があるので，正解というものはありません．ここでは若手医師の感情を不安や動揺と表現してみました．

　配慮として，椅子の位置，笑顔，目線を合わせる，椅子から立ちあがる，名前を呼ぶ，患者さんが着席してから座る，などの行動をあげています．たった2分で私たちはこれだけの配慮ができるのです．お気づきかと思いますが，患者さんが診察室に入った瞬間から起きるすべてのことはdialogue（対話）なのです．もちろん，これは正解でも見本でもありません．ご自身の臨床場面で，行動，表情，言葉，考えなどを意識して，スキルのどれか1つでも試してみるのはいかがでしょうか．

● がん治療を説明する

　高木さんは70歳代の男性です．健診の超音波検査で，膵体部に異常を指摘されました．精査目的で紹介され，検査の結果，膵体部がんの診断となりました．病名を伝えた後で，これから治療方針を説明するという設定です．妻が同伴し，診察室には看護師も同席しています（表2）．

　高木さんは，病名告知までは何とか気を張っていました．ところが，膵がんの治療については従兄弟を通して知っていたので，説明を聞いているうちに従兄弟のことを思い出してつらくなってしまったというわけです．医師，看護師は，高木さんの言葉，声の調子，表情の違和感に気が付きました．医師が「私には」というIメッセージを用いたことがよかったようで，高木さんは自分の経験を語り出しました．コミュニケーションにおける違和感を放置しないことはとても大切です．

　ここで医師は，SPIKESのinvitationが十分でないことを理解し，日をあらためて説明することを提案します．もし，このまま説明を続けていたとしても，高木さんは十分に納得できなかったことでしょう．

表2　がん治療を説明する

話し手	言葉	表情・行動	考え	患者の感情	SURETY	SPIKES	NURSE	GRACE	自分の感情
医師	それでは、治療について相談しましょう。	深呼吸を1回。患者の目を見て、ゆっくり話す。	わかりやすくていねいに説明しよう。	落ち着いた	E	S		G	安定した
患者	お願いします。	やや緊張した面もち							
看護師		医師の後ろに座り、患者・家族の顔をみている。	病名を伝えるときは落ちついていたけれど、何となく緊張が強いような気がする。私にできることは、何だろう。	緊張		K	NU	R	モヤモヤ
医師	高木さんに最もおすすめできるのは、抗がん剤の治療です。4種類の薬を組み合わせて、2週間ごとに繰り返します。	説明文書を用いて説明している。患者さんの動揺した表情を確認しながら、話している。	理解できているだろうか。	心配		K	U	A	心配
患者	はい……。	やや困った表情。うつむいている回数が増えている。							
看護師		患者の顔をじっと見ている。	頭ではわかるけれど、少し困った表情をしているようにも見える。	困惑		E	NU		落ち着かない
医師	外来や自宅で治療を行うので、高木さんの胸のところに埋め込み型のポートを入れる手術を行う必要があります。副作用としては、感染症にかかりやすいことや、下痢や手足のしびれなどが起こることがあります。	説明文書に添って説明しているが、患者の表情の変化が気になっている。	ポートがわかりにくいのだろうか？もしかしたら、がんと聞いて動揺が強いのかもしれない。	心配		K	U		モヤモヤ
看護師	大丈夫ですか？	患者の傍に移動し、膝をついて声をかける。	言葉と声の調子が合っていない。かなり動揺しているようだ。ちょっと間をおいたほうがよいかもしれない。	心配　不安	Y	E	US	AC	胸に落ちない
医師	高木さん、私には、かなり動揺しておられるように見えます。よろしければ、今のお気持ちやお考えを聞かせてくれませんか？	ゆっくり語りかける。	がんと言われた直後なので当然かもしれない。日を改めて説明をするほうがよさそうだ。	心配　動揺	R	IE	NURE	C	居心地の悪い
患者	先生は、2カ月前に従兄弟をがんで亡くしたばかりなんです。半年間も治療をがんばったのに、病名を聞いたときは、しっかりしなきゃと気を張っていたんですが、やっぱりダメですね。すみません。	涙とともに流涙。							
医師	……そうでしたか……。	大きな頷きの後の沈黙	従兄弟が同じ病気だったとは！きっと、病名を聞いたときから相当ショックだったんだろうな。今日は、これ以上の説明はできないな。	動揺　困惑		IE	NU	RC	困った
看護師	高木さん、つらいお話を聴かせてくださって、ありがとうございます。（医師に対して）先生、隣の部屋で少しお話をしてもいいですか？	患者の背中に手を当てながら話をしている。	ずっと我慢してきたのだろうな。私にできることは何だろうか？	おびえる	T	E	UR	RC	思いやり
医師	高木さん、大変失礼な態度をされていたとは知らず、つらい思いをさせてしまい申し訳なかったです。今後のことは、改めてご相談しましょう。	患者のほうに前屈みになり、肩にそっと触れながら話をしている。	ここは、看護師に任せよう。私にできることは何だろうか？	困惑	T	E	R	CE	思いやり
患者	すみません。ありがとうございます。	看護師に付き添われながら、ゆっくり退室する。							

JCOPY 498-02290

以前，ある患者会の代表の方が，「先生たちが話してくれることの10%ぐらいですかね，私たちが理解できることは」と教えてくれました．理解を助けるためにイラストなどで工夫された説明文書もある，ていねいに確認しながら説明をしている，気持ちにも配慮しながら話している．にもかかわらず，伝えたいことが伝わらないことがあります．このようなときには，あわてて情報を提供するのではなく，時間をおくことが必要です．

● がん治療の終了を伝える

　愛川さんは40歳代女性で，乳がん術後で肺転移と肝転移が認められ，外来で化学療法を受けてきました．1週間前のCTでいずれも増大が認められました．担当医はこれ以上の治療は難しいと判断し，これからがん治療の終了を伝える場面です．愛川さんとご主人が外来診察室に入ってきたところから始まります 表3．

　これまでは，病状などを**詳細**に理解するタイプであった愛川さんが，初めて**おおまかに聞きたい**と言ってきます．ここでは，その前に医師の「今日は」がとても重要です．私たちは，一度相手を理解すると，いつも同じタイプであると信じて行動してしまうことがあります．もしこの医師が，愛川さんは詳細型なはずだから細かいところまで話し始めようと考えていたら，それは思い込みにすぎません．ハリファックス博士が言うように，目の前の人のことを**わかったつもりにならない（not knowing）**ことがとても重要です．

　この例では，医師にも看護師にも動揺，驚きなどの感情が生じています．このような時にGRACEは役立ちます．特に，recalling our intention（意図を思い出す），attuning to self and then other（自らと調子を合わせ，それから相手と調子を合わせる），さらにconsidering what will serve（何が役立つか考える）がとても効果を発揮します．

　多くのコミュニケーションスキルに欠けているものは，自らの感情に気づくことです．GRACEのAは，自分の身体・感情・思考に波長を合わせ，相手に波長を合わせることなのです．

表3　がん治療の終了を伝える

話し手	言葉	表情・行動	考え	患者の感情	SPIKES	REMAP	NURSE	GRACE	自分の感情
医師	愛川さん、こんにちは。	笑顔	これから、厳しい話をしなければならないから、リラックスした雰囲気を心がけよう。		S			R	
看護師		医師の後ろ側で椅子に座っている。	CTの時に、がん心配そうな顔をしていた。不安なまま１週間を過ごしていたのかもしれない。感情的になっている。フォローしよう。	不安	E		NS	RA	共感
患者	先生、結果はどうだったんですか？	落ち着いた表情で入室してくる。		安心	S			RA	
医師	この前のCTの結果ですね。	低い声でゆっくりと話をする。	思ったよりも不安が強くはなさそうだ。結果にできる最善のことは、今の状態を理解してもらうことだ。	安心	S		N	RA	安心
患者		医師の顔を見ながら、大きく頷く。		落ち着き					
医師	これから結果を説明します。愛川さん、今日は詳しくお話ししたほうがよいですか？ それとも、要点だけをお聞きになりたいですか？	やや前のめりの姿勢	この方は、もともと詳細型だったけれど、今日はどうかな？ どのくらいの心の準備ができているのだろうか？		I	R	E	A	心配
患者	たくさん聞いてしまうと心配になるだけなので、大まかな結果です。	不安そうな様子		落ち着き					
医師	わかりました。実は、これまでとは状況が変わってきました。	ゆっくりと患者の目を見ながら語る。	これまでの愛川さんらしくないような気がする。これまでの愛川さんらしいことを自覚しているから、考えた結果なのだろうか？ 何かあったのだろうか？	動揺	E	R		A	違和感
患者	きっとこの治療は効いてないんでしょう。	医師の顔を正面から見つめて見直す。		無力感	E				
看護師		夫の顔を見つめる。	落ち着いた表情をしている。大丈夫かな？	落胆	K	R	N		違和感
医師	大変残念なのですが…、治療の効果がなくなってきたんです。	患者と夫の顔を交互に見て、話している。	治療の効果も出ていないらしいが、何か症状が出てきたのかな？		E				心配
患者	実は、昨日、家族全員で話をしたんです。これからは、がんの治療はしないで過ごそうと思います。	同席の夫の顔も見ながら、しっかりした声で話をしている。		穏やか	E	E		RAC	
看護師		患者の顔に迷いがないことに気づく。	どうしてそんなにしっかりしているのだろうか？ 今、私がすべきことは何なんだろう？		E		NR	RAC	違和感
医師	そうなんですね…。	はっきりした口調で話をしている。		優しい	PE	E		RAC	
患者	私、娘にセーターを編んであげてたんです。でも、最近、指がうまく使えなくなってしまって、これ以上、治療を続けていたら、絶対にセーターが完成しないなって思ったんです。娘のがんの治療を始めるときに、先生は教えてくれました。私には、３つの治療があると。がんの治療を続けると、痛みを抑える治療をしてくださいますよね。せめて最後くらいは、母親らしいことをしてあげたいんです。	沈黙　患者の顔を見つめている。　流涙　後ろに座っている夫も泣いている。	全部わかったうえで、考えているんだな。そんなことを大切にしているなんて、何を声をかければよいのだろうか？	感慨に溢れた	E	E	NUR	RAC	おどろく
看護師	…	もらい泣きをしている。	そういえば、診察待ちのときにいつも編み物をしていた。もっと詳しく聞いておけばよかった。	心に触れた				RAC	

JCOPY　498-02290

最後に看護師は理解します．なぜ愛川さんが診察を待つ合間に，編み物をしていたのかということに．もっと早く理解してあげられたらと，少し後悔が残ります．そのように感じたのであれば，感じたままを言葉にして**リフレクション**するのがよいと思います．きっと患者さんには伝わりますし，自分の価値観を理解してもらえたら嬉しくなるというのは多くの人に共通することである思います．これは，「Chapter 7 感情をみがく」でご紹介した Non-violent communication（NVC）で説く**ニーズ**に相当します．

● 予後を突然尋ねられた

　最後は，80歳代男性の香坂さんです．元大学教授で，専門は宗教学でした．前立腺がん，多発骨転移があり，積極的な抗がん治療は終了していました．2週間前，痛みのために入院となりました．痛みは落ちついたのですが，ほとんど歩けなくなってしまいました．夜勤の瀬戸看護師（30歳代女性）が20時の内服薬を届けたところ，突然質問をしてきました（表4）．

　宗教学を通して生死のことを考えてきた香坂さんですが，自分の死を前に，おびえながら瀬戸さんに自分の気持ちを打ち明けます．この状況で，瀬戸さんに求められていることは何でしょうか？　前の3つの場面と大きく異なるのは，説明をすることが主ではない点です．

　よくあるパターンは，「先のことが気になるのですね」「心配ですよね」「明日，先生とお話をしてみましょうか？」ではないでしょうか．このような状況では正解というものはないと思いますが，もし自分が香坂さんの立場であったら何を望むでしょうか．私は，自分の気持ちをわかってもらいたいと思います．

　大学教授として研究してきたので，確固たる死生観をもっていると思っていたけれども，いざ我が事となるとその考えが見事に打ち砕かれた香坂さんです．おそらくは，瀬戸さんに受け止めてもらえそうな感じがしたので，死が怖いという言葉をストレートに投げてきたのでしょう．

　私たち自身の感情も強く揺さぶられますが，このような時こそ

表4 予後を突然尋ねられた

話し手	言葉	表情・行動	考え	患者の感情	NURSE	GRACE	自分の感情
患者	瀬戸さんは、どう思うかね?	眼鏡越しに看護師の目を覗き込むような視線で、声のトーンは低い。					
看護師	何をですか?	首をかしげながら答える。	いつもの香坂さんの声じゃない。何かあったのかな?	不安		R	不安 違和感
患者	… (沈黙) …	自分の指先を見つめたまま、じっとしている。					
看護師	… (沈黙) …	患者の顔を眺めている。	何か悩んでいるみたいだ。よっぽどのことがあったのかもしれない。	ふさぎ込む	N	A	落ち着かない
看護師	よければお話を聴かせてくれますか?	両足に意識を向けて、1回深呼吸をする。声のトーンは低い。	香坂さん、おびえているみたいだ。私で大丈夫か? 難しいことを聞かれたらどうしよう。	おびえた	NE	GRA	不安
患者	あとどれくらい生きられるんだろう?	不安気な表情をしている。視線は変えずに、ゆっくりと話す。					
看護師	… (沈黙) …	少し驚いた表情で、下を向いている。	そのことだったんだ。最近、体調もよくないから、先のことが急に心配になったのかもしれない。私にできることは何だろうか?	おびえた	NU	RC	ドキッとする 心配 居心地の悪さ
患者	生死を真剣に考えてきたはずなのに。いざ自分のこととなったら、何の役にも立たなかった。本当に情けない。今は、死ぬのが怖くて仕方がない。	絞り出すような低い声で話をしている。下を向いている。					
看護師	… (沈黙) …	じっと話に聴き入っている。	そうだったんだ。きっと、今まで言えなかったのかもしれない。	がっかりした 恐れている	NUR	A	ハッとする 動揺した
看護師	香坂さん、正直、びっくりしました。	優しいまなざしで、患者の顔をじっと見ながら話す。	今ここから逃げない。	悲しみ		RA	オープンな
看護師	そんな大切なことを私に打ち明けてくださって、何だか嬉しい気持ちもしています。	微笑みながら、しっかりとした口調で話す。	自分の気持ちも素直に伝えよう。私にできることは、香坂さんの気持ちを受け止めることだ。	悲しみ		RC	ありのままを受け入れる
患者	… (沈黙) …	急に顔をあげ、看護師の顔をしげしげと見つめる。		安心	SE	C	
看護師	消灯までまだちょっと時間があります。よかったら、もう少しお話を聴かせてくれませんか?	首をかしげながら、患者の顔を覗き込むような視線で話している。	私のほうを見てくれた。私の気持ちもわかってもらえたかな。私にもできることがある。				思いやりのある ありがたい

GRACEの gathering our attention（注意を集める），recalling our inten-tion（意図を思い出す），considering what will serve（何が役立つか考える）ことが役に立ちます．瀬戸さんは，床から支えられていることに気づくことで，自分の立ち位置を思い出しました．そして，深呼吸でグラウンディングし，香坂さんの言葉をしっかり受け止めることが本人のためになることを再認識しました．

　自らの気持ちも意識していた瀬戸さんは，香坂さんにボールを投げ返します．自分もびっくりしたということを包み隠さずにカミングアウトします．そのうえで，大切なことを自分に教えてくれたことに対して感謝の気持ちまで伝えています．

　普通であれば，逃げ出したくなるような場面かもしれません．それでも，その場に立ち止まり，自分の存在や役割をすぐに思い起こすことができるように習慣づけておくことが役に立つのではないでしょうか．

● Dialog

　以上，4つのシナリオについて，言葉，表情・行動，考え，感情に分けて考えてみました．実際の臨床場面では，ここまでの余裕はないと思います．しかし，対話をていねいに見つめていくことで，患者さんや私たちの感情が錯綜していること，そしてそれぞれの感情が次の言葉や行動につながっているということをおわかりいただけたでしょうか．

　このように対話を細かく見ていくことは，例えば映画やドラマのシーンでも練習できます．また，実際の診療場面で何が起きたのかを思い出すことができれば，ご自身でdialogをつけてみてはいかがでしょうか．きっと，さまざまな感情がわきあがってくる自分の存在に驚かれるかもしれませんが，その気づきを次の対話に活かすことができます．

　dialogueは英語表記で，dialogは米語表記であることは初めに触れましたが，dialogue（対話）の log（記録）という意味を込めて，本章では対話表を dialog としました．ここには，もう1つの大切な意味が隠れています．対話には何1つ無駄がなく，個々の言葉，態度，表情や感情はすべてダイヤモンド（diamond）のようにかけがえのない大切な想い出（log）としてていねいに扱ってみてはいかがでしょうか．

.

▶ みがき言葉リスト

場面	原石の言葉	みがかれた言葉
外来診察室で初めて会うとき	（椅子に座ったまま）どうぞ.	（椅子から立ち上がる）はじめまして. （ネームプレートを見せるようにして）○○です. ○○○○さん（フルネームを呼ぶ）ですね, よろしくお願いします. おかけください. （患者が座ってから着席する）
長時間待たせてしまったとき	お待たせしました.	お待たせしてしまって, 大変申しわけないです.
明らかにミスがあったとき	すみません.	申しわけありません.
明かなミスはないが, 怒りの表出があるとき	私は間違っていません.	大変残念です. そのような気持ちにさせてしまったことをお詫びします.
同じ質問を繰り返ししてくるとき	それは, さっきも言いました.	○○さんは, 先ほども同じ質問をされました. 紙に書いてお伝えしましょう.
治療方針に協力的でなさそうなとき	医学的には〜です. 守ってもらわないと困ります.	私は, ○○さんに〜をぜひしてほしいと思います. なぜかというと, 〜だからなのです.
意見の対立があるとき	でも, 〜ですよ. おっしゃることはわかりますが, …. そんなこと言っても, 〜なんですよ.	○○さんのお考えは, 〜ということですね. 私は〜と考えているのですが, ○○さんはどう思われますか？
明らかに悪影響を及ぼすことがあるとき	××をしてはダメですよ.	××よりも, ○○するほうがよいですよ.
信頼を伝えたいとき	お願いします.	○○さんだからこそ, お願いしたいのです.
自分のほうが正しいと思うことがあるとき	私が言っていることが真実です.	なるほど. ○○さんは〜と考えておられるのですね. どうしてそのように考えておられるのか, 教えてくれますか？
無理な要求をされたとき	それは無理です. できません.	ご提案には, 残念ながらお応えすることができません. そのかわり, 〜というのはどうでしょうか？
リクエストをするとき	〜してください.	私から, ○○さんに〜をお願いしたいと思います.
自分が感じたことを伝えるとき	あなたは〜ですね.	私には, ○○さんが〜であると思いました. 私には, ○○さんが〜と感じているように見えます.
確認するとき	ここまでいいですか？ わかりましたか？	ご理解されているかどうか, 確認させてください. 今, 私がお伝えしたことをご家族へお伝えするように, ご自分の言葉で仰っていただけますか？

場面	原石の言葉	みがかれた言葉
服薬の確認	薬飲んでいますか？	薬は余っていませんか？ 薬を飲むのに困っていることはありませんか？ 朝，昼，夕で飲みにくいときはありませんか？ 錠剤（カプセル，粉薬）は飲みにくくありませんか？
薬を飲み忘れたとき	ちゃんと飲まないとダメですよ．	何かあったのでしょうか？
検査結果を伝える	腎機能が悪化していました．	腎機能は悪化しています．しかし，肝機能などそのほかのデータは正常です．
重要な話を開始する前	大事なことを言います．	今からとても大切なことをお話しします． 途中でつらくなったら中断することもできます． その時は，遠慮なく仰ってください．
がんという診断を告げる	肺がんです．	ご心配されていたかもしれませんが，大切なことをお伝えしなければなりません． 残念ながら，肺がんが見つかりました．
5年生存率を伝える	5年後に生存しているのは○パーセントです．	5年後に生存していられるのは○パーセントですが，○○さんにあてはまるかどうかはわかりません．
治療方針の決定に患者も参加する	がん治療を始めたいと思います．	化学療法を開始することは可能ですが，これについて○○さんがどのように考えておられるのか，私はぜひ知りたいのです．
再発・転移を伝える	再発しています．転移があります．	申しあげにくいのですが，再発しています． 大変残念なのですが，転移が見つかりました． 私も本当に残念です．
新たな肝転移を伝える	肝臓に新たな転移が見つかりました．	残念ながら新たに肝転移が認められました． 今すぐ命に関わることはありませんし，正常な肝臓はまだ元気に働いています．
新たな骨転移を伝える	新たに骨転移が見つかりました．	残念なことですが，骨への転移が見つかりました． それでもすぐに命に関わることはありません． 骨折が心配ですので，転倒しないように十分気を付けてください．
がん治療の終了を告げるとき	これ以上の治療はできません．	○○さんにとって一番いいことは，体の中からがん細胞が全部消えてくれることですよね． 残念ながら，それは難しい状況です． ○○さんにとっての治療は3種類ありました． 　1つは，がんそのものの治療です． 　もう1つは，なるべく体をよい状態に保つための治療です． 　そして，心身のつらさを和らげるための緩和ケアです． このうち，2つの治療はまだできるのです． がん治療ができなくなることは事実なのですが，少しでもよい状態を維持して，つらくなく過ごしていただきたいです． まだ○○さんは自分で選ぶことができるのです．

JCOPY 498-02290

場面	原石の言葉	みがかれた言葉
（現実的には難しい）旅行に行きたいという患者自身の意思を尊重するとき	やめるべきですよ．	お気持ちはわかります． そして，今回は旅行を見送るという選択肢も考えてみてはいかがでしょうか．
（現実的には回復が期待できない中で）自信をもっているとき 「私は，絶対よくなると信じているんですよ！」	いいえ，そうではありません． むしろ，だんだん悪くなると思いますよ．	2つのシナリオを考えておかれてはいかがでしょうか． 　1つは，これから体調もよくなって，また仕事ができるようになるシナリオです． 　私もそうあって欲しいと願っています． 　もう1つは，徐々に横になっている時間が増えていくシナリオです． 　あまり考えたくはないことでしょうが，万が一のために考えておかれることをおすすめします．
動揺が激しいとき	驚かれましたね．	相当びっくりされたようですね． 今日はここまでにしましょうか？ 日を改めて説明させていただくことでも構いません．
涙が出ているとき	悲しいですよね．	…（沈黙）…． さぞかしおつらいことでしょう． 涙の裏には，悲しい（悔しい，情けないなどの）思いがあるのではないですか？ これまでのつらいことが，全部蘇ってきたのかなと私には思えます． 私には○○さんが必死に耐えているように感じますが，いかがですか？ その涙の理由は，私には〜と感じますが，いかがですか？
予後について質問されたとき	なぜそれを知りたいのですか？	そのような質問をされるのはどうしてでしょうか？ そのことを知っておきたい理由はどんなことですか？ そのことを知った後，何かしておきたいことがおありですか？
予後について説明するとき	6カ月ぐらいですね．	患者さんの中には，詳しいことは知りたくないという人もいれば，すべて正確に聞きたいという方もおられます． ○○さんには，どこまでお話をしましょうか？ いつまでというのは正直わかりませんが，だいたいの時間の幅でお伝えするようにしています． 　時間の単位というのは，明日が迎えられないような時のことです． 　年の単位というのは，1年後にもまたお会いできますよという時です． 　○○さんの場合には，そのいずれでもなくて，月（週）の単位かもしれません．

みがき言葉リスト

エピローグ

　本書では，コミュニケーションに関連するあらゆることを**心技体のみ
がき方**としてまとめてみました．改めて読み直してみると，私が見聞・
体験した多くのことをつなぎ合わせた**パッチワーク**みたいに感じます．

　観察力，直感，感受性，共感などは個人差がとても大きいと思います．
本書を読んでがっかりされた方は，もう十分にマスターされておられる
方です．反対に，本書が参考になったという方は，伸び代満載です．ど
んなことでもよいので，少しずつ試してみてください．

　本書でご紹介したプログラムの中で興味をもったものがあれば，書籍
やWebで調べてみてください．中には無料のお試しコースなどが用意
されているものもあります．特に医療以外の分野の方々と接点をもつこ
とは，大きな学びにつながります．

　(表1)に各々のスキルと難易度をまとめてみました．意識すればでき
ることや，プログラムを受講しなければならないことなど，さまざまで
す．最も難しいのは，瞑想やマインドフルネスなどです．対話をしてい
るときには，無意識のうちにマインドフルになっていることが必要で
す．私自身もまだまだできません．一方，今すぐにでもできることで，
無料でできること．それは笑顔です．むしろ，笑顔が疎かになっていた
ら，ほかのどんなスキルをマスターしても意味がなくなってしまうこと
でしょう．

　私たちは薬，手術，ケア，放射線治療，リハビリなどと同じように，
自分たち自身が病む人を癒せる存在であり，そのことを可能にするのが
言葉です．言葉は，**言薬**になりうると思います．

　120年前，ラルフ・ウォルドー・トラインはこう予言していました[1]．

　**いつか医師が身体を治療し，癒やすのではなくて，心を癒し，それに
よって身体を癒すことを仕事にする時代が来るだろう．**

　残念ながらまだ実現していませんが，心身ともに癒すことができる医

表1 スキルと難易度

難易度	スキルの内容
今すぐできること	笑顔，繰り返し名前を呼ぶ
意識すればできること	観察力をみがく，うなずき，あいづち，椅子の配置，パーソナルスペース，共感，傾聴，間をとる，招待する沈黙，空気を読む，言葉をみがく，SOLER，SURETY
トレーニングが必要なこと	NLP，LAB プロファイル，代表システム，アイ・アクセシング・キュー，五感をみがく，直観をみがく，フィードバック，SHARE，SPIKES，NURSE，GRACE
継続的な訓練が必要なこと	瞑想，マインドフルネス，心をみがく，己をみがく，NVC，コンパッションのある沈黙

療従事者は少なからず存在すると思います．私たちに求められることは，医療の中で対話力をみがくこと．一度みがいたら終わりではなく，錆や垢がつかないようにみがき続けることです．

　ジョアン・ハリファックス博士は3つの勧戒をしています[2]．1つ目は，**Not knowing**（知らないということ）です．他者や自分自身に対する固定観念を捨て，自然にわき起こる初心者の心を忘れないようにと言っています．2つ目は，**Bearing witness**（見届けること）で，結果に対して価値判断を下したり，執着することなく，ありのままにこの世の苦しみや喜びとともにあることです．そして，3つ目が，**Compassionate action**（コンパッションに満ちた行為）で，他者と自分自身を苦しみから救うと誓ってこの世に関わることです．

　本書がコミュニケーションへの関心や自信をもつきっかけになったのであれば，著者として望外の喜びです．

　最後になりますが，本書の製作にご尽力いただいた中外医学社の鈴木真美子様，笹形佑子様に心より感謝申し上げます．

参考文献
1) ラルフ・ウォルドー・トライン．吉田利子，訳．人生の扉をひらく「万能の鍵」．東京：サンマーク出版；2005.
2) ジョアン・ハリファックス．井上ウィマラ，監訳，中川吉晴，浦崎雅代，他訳．死にゆく人と共にあること　マインドフルネスによる終末期ケア．東京：春秋社；2015.

索　引

●著者紹介

大坂　巖（おお さか　いわお）　社会医療法人石川記念会 HITO 病院
　　　　　　　　　　　　　　緩和ケア内科部長

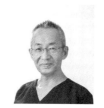

病棟・外来・在宅で，患者さんのニーズに合わせてタイムリーな
緩和ケアを提供している緩和医療専門医．コーチングを通して，
医療従事者の対話力をみがくという夢に向けて邁進している．四
国の真ん中で医療と生き方といのちを見つめ直している．

【略歴】
1987 年　筑波大学第二学群生物学類卒業
1989 年　筑波大学大学院環境科学研究科中退
1995 年　千葉大学医学部卒業，同放射線科入局
1997 年　沼津市立病院放射線科
2000 年　千葉大学医学部附属病院放射線科
2002 年　静岡県立静岡がんセンター緩和医療科
2018 年　現職

Facebook

がん診療における対話力をみがく（しんりょう・たい わ りょく）　ⓒ

発　行　2022 年 7 月 5 日　　1 版 1 刷

著　者　大坂　巖（おお さか　いわお）

発行者　株式会社　**中外医学社**
　　　　代表取締役　青木　　滋
　　　　〒 162-0805　東京都新宿区矢来町 62
　　　　電　　話　（03）3268-2701（代）
　　　　振替口座　00190-1-98814 番

印刷・製本/三報社印刷（株）　　　　＜ MS・YS ＞
ISBN 978-4-498-02290-4　　　　　Printed in Japan